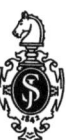

Siegfried Hetz
Maritta Teufl-Bruckbauer

Befund: positiv

Ratgeber HIV und Aids

SpringerWienNewYork

Siegfried Hetz
Von 1996 bis 2002 Obmann der Aidshilfe Salzburg

Maritta Teufl-Bruckbauer
Seit 1991 Geschäftsführerin der Aidshilfe Salzburg

Gedruckt mit freundlicher Unterstützung von

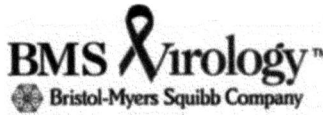 

Das Werk ist urheberrechtlich geschützt.
Die dadurch begründeten Rechte, insbesondere die der Übersetzung, des Nachdruckes, der Entnahme von Abbildungen, der Funksendung, der Wiedergabe auf fotomechanischem oder ähnlichem Wege und der Speicherung in Datenverarbeitungsanlagen, bleiben, auch bei nur auszugsweiser Verwertung, vorbehalten.

Die Wiedergabe von Gebrauchsnamen, Handelsnamen, Warenbezeichnungen usw. in diesem Buch berechtigt auch ohne besondere Kennzeichnung nicht zu der Annahme, dass solche Namen im Sinne der Warenzeichen- und Markenschutz-Gesetzgebung als frei zu betrachten wären und daher von jedermann benutzt werden dürften.
Produkthaftung: Sämtliche Angaben in diesem Fachbuch/wissenschaftlichen Werk erfolgen trotz sorgfältiger Bearbeitung und Kontrolle ohne Gewähr. Insbesondere Angaben über Dosierungsanweisungen und Applikationsformen müssen vom jeweiligen Anwender im Einzelfall anhand anderer Literaturstellen auf ihre Richtigkeit überprüft werden. Eine Haftung des Autors oder des Verlages aus dem Inhalt dieses Werkes ist ausgeschlossen.

Obwohl alle Angaben in diesem Ratgeber sorgfältig recherchiert und bearbeitet wurden, übernehmen weder die Autoren noch der Verlag eine Haftung dafür. Soweit nichts anderes vermerkt ist, gilt der 30. September 2002 als Datum des Redaktionsschlusses.
© 2003 Springer-Verlag/Wien

Satz: Christa Markom
Datenkonvertierung, Druck- und Bindearbeiten: Grasl Druck & Neue Medien, Bad Vöslau
Titelbild: unter Verwendung der Kreidezeichnung Adam und Eva von Andreas Grden (1968–2001). Für die Erlaubnis des Abdrucks danken Autoren und Verlag der Familie.

Gedruckt auf säurefreiem, chlorfrei gebleichtem Papier – TCF
SPIN: 10874883
Mit 7 Abbildungen

Bibliografische Information Der Deutschen Bibliothek
Die Deutsche Bibliothek verzeichnet diese Publikation in der Deutschen Nationalbibliografie; detaillierte bibliografische Daten sind im Internet über <http://dnb.ddb.de> abrufbar.

ISBN-13: 978-3-211-83820-4   e-ISBN-13: 978-3-7091-6724-3
DOI: 10.1007/978-3-7091-6724-3

*Das Benennen ist der große und
ernste Trost des Menschen.*

Elias Canetti

Vorwort:
Die Herausforderung annehmen

Ratgeber können nicht heilen, zumindest nicht unmittelbar. Aber sie können helfen, und zwar ganz konkret. Sie können helfen und unterstützen, die Ursachen einer Krankheit, ihren Erreger, die Behandlungsmöglichkeiten sowie ihren Verlauf kennen zu lernen und dadurch den Umgang mit der Erkrankung besser zu gestalten. Dies gilt insbesondere für die Erkrankung an einer HIV-Infektion. Das Faktenwissen um HIV unterliegt bei vielen Menschen nach wie vor den Bildern von einer Seuche, wie sie mit Rückgriff auf Pest und Cholera bis in die 1990er-Jahre hinein gezeichnet wurden. Anders ausgedrückt: Die medial massenwirksam aufbereiteten Emotionen gegenüber dem umfangreichen Komplex von Aids erschweren dem Einzelnen immer noch den Zugang zu den für ihn wichtigen Fragen und Antworten. Dem jahrelangen Zurückhalten von objektiven Informationen lag die Befürchtung zugrunde, dass der einzelne davon betroffene Mensch nicht oder kaum in der Lage sei, mit der Diagnose entsprechend umzugehen. Was für die Zeit unmittelbar nach dem ersten Auftreten der Krankheitsfälle als durchaus nachvollziehbar verstanden werden kann, hat seine Berechtigung jedoch längst verloren, zumindest jedenfalls seitdem die Kombinationstherapie zur Verfügung steht. Auf der anderen Seite wissen wir, dass ein weitgehend selbstbestimmter und verantwortungsvoller Umgang mit einer Erkrankung durchaus einen positiven Einfluss auf das Immunsystem ausüben kann. Freilich setzt dies voraus, den Umstand, chronisch erkrankt zu sein, nicht zu verleugnen, sondern als Tatsache zu akzeptieren und mit allen Belangen in den Lebensalltag zu integrieren. Darin liegt selbstverständlich eine große Herausforderung. Um vor dieser Herausforderung bestehen zu können, auch das wissen wir, bedarf es eines Entwicklungsprozesses. Die Diagnose HIV-positiv wird heutzutage meist zu einem relativ frühen Zeitpunkt der Infektion gestellt. Der Betroffene fühlt sich subjektiv nicht krank und er hat auch keine Beschwerden. Und dennoch handelt es sich bei der Infektion um eine Erkrankung. Dieser Umstand birgt Vor- und Nachteile zugleich. Der Vorteil liegt im Faktor Zeit, der Nachteil in der Gefahr, die Erkrankung zu bagatellisieren. Im Verlauf der Infektion werden sich Phasen der Beschwerdelosigkeit und solche, in denen die Erkrankung deutlich wahrnehmbar wird, einander abwechseln, genauso wie die Haltung der Krankheit gegenüber zwischen ruhiger Akzeptanz und lautem Hadern mit dem Schicksal hin und her schwanken wird. Das Auf und Ab entspricht dem Lebensprinzip, wie wir es aus vielen anderen Situationen auch kennen. Dass der nächste Tag in der Mitte der Nacht beginnt, heißt soviel wie, dass wir eine Veränderung zum Guten oft erst spät wahrnehmen, weil wir zu sehr mit Enttäuschung, Verzweiflung und Niederlage beschäftigt sind.

Eine Krankheit, vor allem wenn es sich um eine chronische handelt, greift tief in unser Leben und in dessen Umfeld ein. Neben dem organischen Leiden und den psychischen Anforderungen können finanzielle oder rechtliche Probleme unterschiedlicher Art auftreten, deren Lösung meist dringend ansteht. Deshalb wird der Darstellung der verschiedenen Beratungs-, Unterstützungs- und Hilfsmöglichkeiten ein breiter Umfang eingeräumt. Dabei wird insbesondere und ausführlich auch auf die regionalen Unterschiede, die sich aus den einzelnen Landessozialgesetzen ergeben, hingewiesen. Wer nach Adressen für eine medizinische Beratung sucht, wird ebenso fündig werden wie jene, die auf Pflegeeinrichtungen zurückgreifen müssen oder wollen. Selbstverständlich werden auch die wichtigsten arbeits- und versicherungsrechtlichen Aspekte angeführt und erläutert.

Im Vergleich zu anderen chronischen Erkrankungen, denken wir z. B. an Krebs, kommen bei einer HIV-Infektion eine Reihe von zusätzlichen Aspekten und Belastungen zum Tragen. Da sie zu den sexuell übertragbaren Krankheiten zählt, kommt den Übertragungswegen und -risiken eine besondere Bedeutung zu. Wo liegen für mich persönlich die Grenzen des sexuellen Handelns, taucht z. B. als Frage immer wieder auf. Hier ist die Aufmerksamkeit auf die für die einzelnen Betroffenen relevanten Paragraphen im Aids-Gesetz und im Strafgesetzbuch zu richten. Die in Rede stehenden gesetzlichen Bestimmungen haben noch immer nicht in einem ausreichenden Maß Eingang in unser individuelles wie kollektives Bewusstsein gefunden. Was darf ich und was darf ich nicht? Um sich vor strafrechtlicher Verfolgung zu schützen, ist die Auseinandersetzung mit dieser Frage unabdingbar.

Die seit 1996 zur Verfügung stehende antiretrovirale Therapie besteht aus mehreren Bausteinen bzw. sich jeweils ergänzenden Substanzen. An der Erforschung neuer Substanzen mit dem Ziel, die tägliche Einnahme von Medikamenten so weit wie möglich zu reduzieren, wird intensiv gearbeitet. Ohne in die Tiefen medizinischen Fachwissens einzusteigen, mag es für alle Betroffene Hilfe und zugleich auch Beruhigung sein, zu wissen, welche Medikamente zu welchem Zweck und mit welchem Nutzen eingenommen werden. Das, was die Fachliteratur mit Compliance beschreibt, und worunter die Verlässlichkeit in der Einnahme der verschriebenen Medikation zu verstehen ist, hat insbesondere für die Therapie einer HIV-Infektion eine herausragende Bedeutung. Es ist hinreichend erwiesen, dass nur die möglichst strikte Einhaltung des vereinbarten Therapieregimes die Grundlage für eine erfolgreiche Therapie schafft. Um die sehr unterschiedlichen Einnahmemodalitäten nicht als Willkür, sondern als therapeutische Notwendigkeit zu begreifen, ist zumindest das ungefähre Wissen um die komplexe Funktionsweise der einzelnen Substanzen durchaus unterstützend. HIV-Infektionen treten häufig in Begleitung anderer Infektions- oder sexuell übertragbarer Krankheiten wie Hepatitis oder Tuberkulose auf. Es ist gut zu wissen, dass und wie sich die Krankheitsverläufe einander bedingen.

Das Immunsystem ist unser ganz persönliches Abwehrsystem. Es hat die Aufgabe, unseren Organismus vor eindringenden Viren und Bakterien zu schützen. Es ist ein hochsensibler Mechanismus, der auf Stress und Unsicherheit genauso schnell reagiert wie auf Freude und Wohlbefinden. Ein angeschlagenes Immunsystem kann dieser Aufgabe nur bedingt nachkommen. Noch viel weniger kann dies ein Immunsystem, dessen Zerstörung durch das HIV betrieben wird. Das erklärte Ziel des HIV ist es, die Abwehr zu zerstören, um dann die Herrschaft über den Organismus zu haben. Heute, 20 Jahre nach dem Bekanntwerden der ersten Aids-Fälle, wissen wir zwar noch nicht alles, aber schon sehr viel über die Wirkweise dieses Virus. So wissen wir jedenfalls, dass ein positives Einwirken auf das Immunsystem die Abwehrkräfte steigert. Deshalb muss die Stärkung des Abwehrsystems auch im Mittelpunkt des medizinischen, sozialen und psychologischen Bemühens stehen. Jeder Einzelne kann aber auch selbst dazu beitragen, möglichst Vieles von dem abzuwehren, was uns belästigt und bedrängt, seien es Probleme, die uns schon lange beschäftigen, sei es eigenes wie fremdes Verhalten, das zu wenig auf unsere grundlegenden Gefühle und Bedürfnisse Rücksicht nimmt.

Um körperliches und seelisches Wohlbefinden zu erreichen und zu erhalten, gibt es viele Wege. Der Königsweg liegt zweifellos darin, das, was für einen selbst gut ist, herauszufinden und möglichst dauerhaft im Alltag umzusetzen. Das gilt gleichermaßen für gesunde wie für kranke Menschen. Denken wir an Essen und Trinken, an Sport, Musik, Haustiere, künstlerische Tätigkeit, an die Liebe zur Natur, die Liste ließe sich beliebig fortsetzen. Die HIV-Infektion, mehr noch die Erkrankung an Aids, stellt eine immense Herausforderung dar, um die eigene Integrität erhalten und bewahren zu können. Eine Herausforderung, der umso stärker nachzukommen ist, weil die Erhaltung der persönlichen Integrität stark mit dem Schutz des Abwehrsystems verbunden ist, mit jenem System, dessen Unterwanderung sich das Virus zum Ziel gesetzt hat.

Angst vor dem, was bevorsteht, was einen erwartet, wird immer vorhanden sein. Je nach Lebensanschauung wird Angst sogar als zu unserem Leben gehörig verstanden. Sie kann aber auch als Motor begriffen werden, um uns die Angst vor ihr selbst zu nehmen, mehr noch, um sie in eine positive Kraft umzuwandeln, um dadurch mehr Nähe zu sich selbst zu gewinnen. So nah wie möglich bei sich selbst zu sein, kann durchaus als das Geheimnis für Glück verstanden werden. Ob krank oder gesund, ob mit oder ohne Virus – Glück geben und Glück empfangen zu können, schützt das Immunsystem der Seele. Außerdem, was gibt es Schöneres, als vom Glück überrascht zu werden?

Inhaltsverzeichnis

Vorwort: Die Herausforderung annehmen V
1. Fakten und Daten 1
   Wie ein Virus die Welt verändert. Eine Chronologie 3
   Entstehungstheorie 8
   Epidemiologie 9
   Funktionsweise des HIV 11
   Übertragungswege 11
   Sexuelle Übertragungsrisiken 12
2. Diagnose 15
   Diagnose: HIV-positiv 17
   Indirekte Nachweisverfahren 17
   Direkte Nachweisverfahren 18
   Testangebote in Österreich 18
   Laborwerte 19
   Symptome und Verlauf 20
   Mein Befund ist positiv 24
   Was ist zu tun? 24
3. Therapie 27
   Antiretrovirale Therapie einer HIV-Infektion 29
   Ersttherapie 30
   Therapieunterbrechungen 31
   HAART 32
   Bausteine der antiretroviralen Therapie 32
   Nukleosidanaloga 32
   Nukleotidanaloga 33
   Nicht Nukleosidale Reverse Transkriptase-Inhibitoren . . . 33
   Proteasehemmer 33

Verbesserungen in der Therapie 34
Kombinationsvarianten. 35
Kombinationen aus zwei nukleosidanalogen reversen Transkriptase-Inhibitoren mit einem oder zwei Proteaseinhibitoren 35
Kombinationen von Nukleosidanaloga mit nichtnukleosidanalogen reversen Transkriptase-Inhibitoren 35
Kombinationen von drei Nukleosidanaloga 36
Therapie-Problembereiche. 37
Therapieversagen. 37
Compliance. 38
Resistenzbildungen. 39
Nebenwirkungen. 39
Wechselwirkungen. 41
Postexpositionelle Prophylaxe (PEP). 42
Begleiterkrankungen 43
Sexuell übertragbare Krankheiten 43
Hepatitis. 45
Tuberkulose. 47

4. Betroffene Gruppen **51**
Es liegt an den Männern 53
Männer, die Sex mit Frauen haben. 55
Männer, die Sex sowohl mit Frauen als auch mit Männern haben 56
Männer, die Sex mit Männern haben 56
Frauen mit HIV/Aids 59
HIV-Infektion und frauenspezifische Erkrankungen 60
Schwangerschafts- bzw. Infektionsverhütung bei HIV-positiven Frauen 60
HIV-Infektion und Schwangerschaft 61
Maßnahmen bzw. Möglichkeiten bei unerwünschter Schwangerschaft 62
Wo werden Schwangerschaftsabbrüche durchgeführt: . . . 63
Kinder. 64
i. v.-Drogenkonsum. 65
HIV-Therapie und Drogenabhängigkeit 65

5. Psychosoziale, medizinische psychotherapeutische und pflegerische Beratung und Betreuung. **67**
Psychosoziale Beratung und Betreuung 69

Aidshilfen 69
Soziale Dienste 70
Buddy-Verein 72
AIDS-Seelsorge 72
Selbsthilfegruppen 72
Medizinische Beratung und Betreuung 73
Krankenhäuser 74
Schwerpunktordinationen 74
Hausärzte 74
Psychotherapeutische Beratung und Betreuung ... 74
Was ist Psychotherapie? 74
Was kann Psychotherapie leisten? 75
Psychotherapeutische Methoden 75
Wie finde ich die/den „richtige/n" Therapeutin/Therapeuten? 77
Wie ist eine Psychotherapie zu finanzieren? . 77
Pflegerische Beratung und Betreuung 78
Pflegeheime 78
Hospize 79
Erholungs- bzw. Kuraufenthalte 80
Karenzierung für die Pflege von Angehörigen . 80

6. Sozialleistungen **83**
Sozialversicherung/Pflichtversicherung 85
Selbstversicherung 85
Mitversicherung 85
Krankengeld 85
Arbeitslosengeld 86
Pensionsvorschuss 87
Berufsunfähigkeitspension 88
Sozialhilfe 89
Aufgaben und Leistungen der Sozialhilfe 90
Soziale Dienste 92
Errechnung des Sozialhilfeanspruches 93
Privatversicherungen 95
Lebensversicherung 95
Krankenversicherung 96
Unfallversicherung 96
Bundesweite Regelungen für behinderte Menschen 96
Bundespflegegeld 96

Behindertenpass 97
Gebührenbefreiungen, Ermäßigungen und Vergünstigungen . 98
Beihilfen. 100
Wohnbeihilfe 100
Mietzinsbeihilfe. 100
Freiwillige Sozialleistungen 100
Unterstützungsfonds der Pensions- und Sozialversicherungsträger 100
Unterstützungsfonds für Menschen mit Behinderungen . . . 101
Hämophiliefonds 101
Sonderfonds für Menschen mit HIV/Aids 101

7. Recht **103**
AIDS-Gesetz 105
HIV und sexuelles Verhalten 105
Safer Sex 106
Sexualität und Strafrecht 106
Prostitution 107
Blutspendesicherheitsgesetz 107
Arbeitsrecht 107
Mitteilungspflicht bei Bewerbungen 107
HIV-Test als Einstellungsvoraussetzung 108
Bestehendes Arbeitsverhältnis 108
Schuldnerberatung 109
Ärztegesetz. 109
Ärztliche Schweigepflicht 109
Informationspflicht gegenüber der/dem Ärztin/Arzt. 110
Patientenanwaltschaft/Patientenvertretung 110
Patientenverfügung/Patiententestament 110
Datenschutz. 111
Einreise- und Aufenthaltsbestimmungen für Menschen mit HIV und Aids weltweit 111
Patientenrechte 113

8. Lebensstil **117**
Lebensstil 119
Persönlicher Lebensstil 119
Der Mensch ist, was er isst 119

Sporttherapie steigert Lebensqualität 124
Haustiere 125
Reisen 125
HIV-Infektion und Arbeitsplatz. 127
Erhaltung des Arbeitsplatzes 127
Re-Integration in die Arbeitswelt. 128
Stress, Krisen und Isolation 129
Stress tut niemandem gut. 129
Psychische Krisen. 130
Isolation 130

9. Betroffene Frauen und Männer aus anderen Ländern und Kulturen. 133
Wenn Ausländer von der Immunschwächekrankheit betroffen sind 135
Aufenthaltsrechtliche Bestimmungen 135
Psychosoziale Situation. 137

10. Anhang. 141

11. Glossar. 163

12. Stichwortverzeichnis 169

*Der Kampf zwischen Mensch und Virus
ist noch lange nicht entschieden.*

Hames Hardwell

1. Fakten und Daten

Wie ein Virus die Welt verändert

Eine Chronologie

1981 – Häufiges Auftreten von PCP und Kaposi-Sarkom
Das, was ein Jahr später mit dem Namen Aids *Acquired Immune Deficiency Syndrome*, auf Deutsch: erworbenes Immunschwäche-Syndrom versehen wird, wurde in der Ausgabe vom 5. Juni der wöchentlich erscheinenden Fachzeitschrift *Morbidity and Mortality* erstmals beschrieben. Aufmerksam auf die neue Krankheit wurde man am *Center for Disease Control* CDC in Atlanta, USA, aufgrund der ungewöhnlich hohen Nachfrage an *Pentamidine*, einem Präparat, das in der Behandlung von Pneumocystis Carinii Pneumonie PCP eingesetzt wird. Diese besondere Form der Lungenentzündung wurde wie das Kaposi-Sarkom, eine Art von Hautkrebs, zuerst bei homosexuellen Männern diagnostiziert, Monate später wurden die entsprechenden Symptome auch bei i. v.-Drogenabhängigen festgestellt.

1982 – Aus GRID wird Aids
Die Symptome wurden zusammengefasst mit dem Namen GRID *Gay Related Immune Deficiency*, auf Deutsch: schwulenbezogene Immunschwäche, beschrieben und so auch in die wissenschaftliche Literatur übernommen. Im Rahmen der Forschungen in den darauffolgenden Monaten stößt man auf einen infektiösen Überträger, höchstwahrscheinlich ein durch Blut übertragenes Virus. GRID wird im weiteren bei heterosexuellen Drogenabhängigen, Blutern und Flüchtlingen aus Haiti diagnostiziert. Die ersten Säuglinge kommen mit dem GRID-Syndrom auf die Welt. In der Zwischenzeit war die Einsicht gewachsen, dass das Phänomen mit dem Namen GRID höchst unpassend beschrieben sei, und er wurde durch Aids ersetzt. Zu diesem Zeitpunkt wurde auch erkannt, dass es sich bei Aids um einen Defekt des Immunsystems handelt und dass es durch Menschen übertragen wird. In den USA gibt es überdies den ersten Fall einer Infektion durch Bluttransfusion. Weltweit tritt Aids bereits in 14 Ländern auf.

1983 – *Luc Montagnier* isoliert das LA-Virus
Am französischen Institut *Louis Pasteur* wird unter der Leitung von *Luc Montagnier* ein Virus, das nach Meinung der Forscher aidsauslösend wirkt, mit LAV *Lympadenopathy Associated Virus* benannt. Die

Epidemie schreitet voran, in den USA hauptsächlich unter homosexuellen Männern und i. v.-Drogenabhängigen, in Europa unter Menschen, die zum einen aus afrikanischen Ländern stammen, oder dort Urlaub gemacht haben, und zum anderen als homosexuelle Männer, die die USA bereist haben. Der erste Todesfall außerhalb der USA wird in Melbourne, Australien, gemeldet. Das Problem Aids bei Kindern wird thematisiert, nachdem herausgefunden worden war, dass Mütter das Virus während der Schwangerschaft und bei der Geburt auf das Kind übertragen können. Aus 33 Ländern werden Aids-Fälle gemeldet, darunter auch aus Österreich. In den USA sind bereits 3000 Menschen mit dem Virus infiziert.

1984 – *Robert Gallo* isoliert HTLV-III
Am *National Cancer Institute* in Bethesda, MD, USA, gelingt es *Robert Gallo* und seinem Team, das Aids verursachende Retrovirus zu isolieren; es bekommt den Namen HTLV-III. Auch die Forschung nach Antikörper wird vorangetrieben. Panikreaktionen im öffentlichen Umgang mit der Immunschwächekrankheit nehmen zu. In San Francisco bestehen Busfahrer darauf Gesichtsmasken zu tragen, und die hauptsächlich von homosexuellen Männern besuchten Saunen, werden geschlossen. Das US-amerikanische Gesundheitsministerium geht davon aus, in wenigen Jahren einen Impfstoff gegen Aids entwickelt und noch vor 1990 ein Heilmittel gefunden zu haben.

1985 – Der ELISA-Test kommt auf den Markt
Nach Zulassung des ELISA-Tests *enzyme-linked immunosorbent assay* durch die oberste US-amerikanische Gesundheitsbehörde besteht die Möglichkeit, Infektionen mit dem HIV durch den HIV-Antikörpertest nachzuweisen. Die österreichische AIDS-Hilfe wird in Wien gegründet. Sie bietet wie es die AIDS-Hilfen Österreichs auch heute noch leisten, neben dem kostenlos und anonym durchgeführten HIV-Test auch Beratung und Betreuung an. Die völlige Unkenntnis über die weitere epidemiologische Entwicklung und die sich ausweitende Panik im Umgang mit Aids führen zum Prinzip der anonymen Testung. Der weltberühmte Schauspieler *Rock Hudson* (1925–1985) stirbt an den Folgen der Immunschwächekrankheit. Mittlerweile sind in 51 Ländern der Erde Aids-Fälle bekannt geworden.

1986 – Die Bezeichnung HIV wird festgelegt
Als sich herausstellt, dass das von *Luc Montagnier* entdeckte LAV und das von *Gallo* isolierte HTLV-III identisch sind, wird von einem internationalen Komitee beschlossen, für das Virus den international

gültigen Namen HIV *Human Immuno Deficiency Virus* auf Deutsch: menschliches Immunschwäche-Virus einzuführen. Neben Uganda, eines der Länder, das nach wie vor am meisten von Aids betroffen ist, geben auch andere Staaten südlich der Sahara offiziell das Auftreten von Aids bekannt. In Österreich wird ein Aids-Gesetz erlassen.

1987 – *AZT* als erstes antiretrovirales Medikament
AZT wird als erstes antiretrovirales Medikament in den USA für die Behandlung von Aids-Patientinnen/Aids-Patienten zugelassen. Während in der Öffentlichkeit die von den Massenmedien geschürte Stigmatisierung der Immunschwächekrankheit immer weiter zunimmt, wird in London die erste Aids-Krankenstation von *Prinzessin Diana* eröffnet, und der Slogan einer Präventionskampagne der britischen Regierung lautet „Stirb nicht an Ignoranz!" Die Einreise- und Einwanderungbestimmungen in den USA werden verschärft. Immigranten, Ausländern oder Kurzzeitbesuchern mit HIV wird die Einreise untersagt. In Österreich werden weisungsgebundene Landesstellen der österreichischen AIDS-Hilfe in Linz, Salzburg, Innsbruck, Bregenz, Klagenfurt und Graz eingerichtet.

1988 – Welt Aids Tag am 1. Dezember
Die Weltgesundheitsorganisation, WHO, erklärt den 1. Dezember zum Welt Aids Tag. In Großbritannien und in den USA werden Nadeltausch-Programme für i. v.-Drogenabhängige gestartet. Von der *Food and Drug Administration* in Rockville, Maryland, werden neue Bestimmungen herausgegeben, die die Entwicklung und Zulassung von Medikamenten zur Aids-Behandlung forcieren sollen.

1989 – *AZT* wird billiger
Patientinnen/Patienten, die auf *AZT* nicht ansprechen, werden mit dem neuen Präparat ddI behandelt. Gleichzeitig wird der Preis von *AZT* gesenkt.

1990 – Acht Millionen HIV-Infizierte weltweit
Nach dem Tod von *Ryan White*, er stirbt mit 19 Jahren, nachdem er durch infizierte Blutpräparate mit dem HI-Virus angesteckt worden war, verabschiedet der US-amerikanische Kongress das *Ryan White Care Gesetz*, wonach jenen Personen, die über keine ausreichende Gesundheitsversicherung verfügen, adäquate Hilfeleistung gewährt wird. In Rumänien füllen sich die Waisenhäuser mit HIV-infizierten Kindern. *Jim Henson* (1936–1990), amerikanischer Puppenspieler und Vater der *Muppet* stirbt ebenso wie der Graffiti-Künstler *Keith*

Haring (1958–1990) an den Folgen der Immunschwächekrankheit. Zum Ende des Jahres rechnet man mit weltweit acht Millionen HIV-infizierten Menschen.

1991 – Das *Red Ribbon* wird zum internationalen Aids-Symbol
Die in Boston geplante internationale Welt Aids-Konferenz wird nach Amsterdam verlegt, weil die USA HIV-infizierten Menschen die Einreise verweigern. *ddC*, wie *AZT* und *ddI* ein nukleosidanaloger Transkriptase-Inhibitor, wird als weiteres antiretrovirales Medikament in den USA zugelassen. Das *Red Ribbon* wird zum internationalen Aids-Symbol und erstmals bei der Verleihung der *Tony Awards* getragen. Der Rockstar *Freddie Mercury* (1946–1991) lässt wenige Stunden vor seinem Tod veröffentlichen, dass er an der Immunschwächekrankheit leide. *Magic (Earvin) Johnson* informiert die Öffentlichkeit über seine HIV-Infektion und den Rückzug vom aktiven Sport. Die österreichische AIDS-Hilfe wird wegen anhaltender finanzieller Probleme liquidiert und durch eigenständige Vereine in den Bundesländern Wien, Oberösterreich, Salzburg, Tirol, Vorarlberg, Kärnten und Steiermark ersetzt.

1992 – *ddC* und *AZT* als erste Kombinationstherapie
Für die Behandlung erwachsener HIV-Positiver, die bereits seit einem längeren Zeitraum erkrankt sind, genehmigt die oberste US-amerikanische Gesundheitsbehörde eine Kombinationstherapie aus *ddC* und *AZT*. Der Schauspieler *Anthony Perkins* (1932–1992) stirbt an der Immunschwächekrankheit ebenso wie *Gerhard Bohner* (1936–1992), Ballett-Tänzer und Choreograph.

1993 – Erster *Life Ball* in Wien
Die Concorde-Studie zeigt die mangelnde Effizienz von *AZT* in der Behandlung von infizierten Menschen, die noch keine Symptome entwickelt haben, auf. Die Niedergeschlagenheit ist entsprechend groß. Der russische Ballettkünstler *Rudolf Nureyev* (1938–1993) und der Tennisstar *Arthur Ashe* (1943–1993) sterben an der Immunschwächekrankheit. In Wien wird der erste *Life Ball* veranstaltet.

1994 – *Philadelphia* bewegt die Zuschauerinnen/Zuschauer
In der sogenannten ACTG 076 Studie wird nachgewiesen, dass die Einnahme von ACT bei schwangeren Frauen das Risiko einer HIV-Übertragung um zwei Drittel senkt. Aids wird zur häufigsten Todesursache bei US-Amerikanern im Alter zwischen 25 und 44 Jahren. Der Filmemacher und Autor *Derek Jarman* (1942–1994) stirbt an der

Immunschwächekrankheit. *Tom Hanks* spielt in *Philadelphia* einen homosexuellen Anwalt, der aufgrund seiner Erkrankung den Job verliert. Er wird dafür als bester Schauspieler mit dem Oscar ausgezeichnet.

1995 – Der Proteasehemmer *Saquinavir* kommt auf den Markt
Mit der Delta-Studie wird bewiesen, dass der kombinierte Einsatz von *AZT* mit *ddI* bzw. mit *ddC* bessere Wirkung zeigt als die Monotherapie. Mit dem Proteasehemmer *Saquinavir* steht eine neue Medikamentengruppe zur Verfügung, die für die kombinierte Verwendung mit *AZT, ddI* und/oder *ddC* zugelassen wird.

1996 – Dreifach-Kombinationstherapie kommt zum Einsatz
Durch die Entwicklung des quantitativen *PCR*-Tests kann die Viruslast gemessen werden. Damit steht ein wichtiger Parameter zur Verfügung, mit dessen Hilfe der Grad des Fortschritts der Erkrankung gemessen werden kann. Die Dreifach-Kombinationstherapie löst die Zweierkombination ab, und erstmals zeigen sich für HIV-Patientinnen/HIV-Patienten Chancen für eine steigende Lebenserwartung. Die Zahlen der Neuinfektionen und Sterbefälle gehen vereinzelt zurück, nichtsdestotrotz entwickelt sich die Situation in Afrika dramatisch.

1997 – 30 Millionen Menschen leben mit HIV/Aids
Die Nebenwirkungen von Protease-Hemmern sind größer als befürchtet. Die Problematik der Medikamentenresistenzen tritt ins Bewusstsein der öffentlichen Diskussion. Mittlerweile leben weltweit 30 Millionen Menschen mit HIV/Aids, allein 1997 sterben 2,3 Millionen Menschen an den Folgen der Immunschwächekrankheit.

1998 – Test einer Aids-Impfung in den USA
Die südafrikanische Aids-Aktivistin *Gugu Diamini* wird von Nachbarn erschlagen, nachdem sie im Fernsehen über ihre HIV-Infektion berichtet hat. Kurz zuvor hatte *Thabo Mbeki*, Südafrikas Vizepräsident, die Bevölkerung aufgerufen, das Schweigen über Aids zu beenden. Durch das Auftreten einer massiven Fettumverteilung (Lypodystrophie) als unerwartete Nebenwirkung wird der Langzeiterfolg der aktuellen Therapiemöglichkeiten erheblich in Frage gestellt. In den USA wird mit dem Test einer Aids-Impfung begonnen, wozu sich mehr als 5000 Freiwillige melden.

1999 – Aids als viert häufigste Todesursache aller Zeiten
In Uganda sind bereits 700.000 Einwohner an der Immunschwächekrankheit verstorben. Es wird ein Registrierungsprogramm von Tür

zu Tür gestartet, um den Überblick wahren zu können. Die Entwicklung des Impfstoffes erfährt einen Rückschlag, nachdem Personen, die mit einer leichteren Art des HI-Virus infiziert worden waren, Symptome von Aids entwickelten. 33 Millionen Menschen leben weltweit mit HIV/Aids.

2000 – Neuinfektionen nehmen zu
Thabo Mbeki, mittlerweile Präsident der südafrikanischen Republik, weigert sich auf der Welt Aids Konferenz zuzugeben, dass HIV zu Aids führe und macht eine Reihe weiterer Faktoren dafür verantwortlich. In Großbritannien steigen die Fälle von Tripper und in San Francisco nimmt die Zahl der Neuinfektionen zu. Es wird davon ausgegangen, dass die neuen Behandlungsmöglichkeiten zu einem risikoreicheren Sexualverhalten führen. In Kenia werden über 8000 Lehrer entlassen, weil sie sich weigern, in Schulbezirken mit hohem Aids-Anteil unter der Bevölkerung zu unterrichten.

2001 – In Österreich steigt die Zahl der neu gemeldeten HIV-Infektionen
Mit 398 Neuinfektionen im Jahr 2001 und 428 im Jahr 2000 scheint sich die Infektionsrate in Österreich auf relativ hohem Niveau einzupendeln. Nach Angaben von UNAIDS leben in der Republik Südafrika mit 4,2 Millionen weltweit die meisten Menschen mit HIV/Aids.

2002 – Menschen besitzen ein Anti-HIV Gen
Forscher in den USA und in Großbritannien haben nachgewiesen, dass Menschen ein Anti-HIV Gen (CEM15) besitzen. Dieses Gen ist angeblich in der Lage, die Vermehrung des Virus zu stoppen. In Barcelona findet die 14. Welt Aids Konferenz statt.

Entstehungstheorie

Selbstverständlich wurde von Anfang an auch vehement die Frage nach den Ursachen für diese damals sehr rätselhafte Viruserkrankung gestellt. Entsprechend vielfältig waren die Erklärungsversuche. Dabei war von Verschwörungstheorien der Geheimdienste ebenso die Rede wie von infizierten Impfstoffen. Trotz aller Kontroversen und Auseinandersetzungen kann heute als gesichert angenommen werden, dass der Ursprung der HIV-Pandemie in der Übertragung von SIV durch Schimpansen auf den Menschen liegt. Das SIV ist ein dem HIV genetisch verwandtes Virus und wurde durch die in Zentralafrika (Südkamerun, Äquatorialguinea, Gabun, Zaire und Zentralafrikanische Republik) vorkommende Schimpansenart *Pan troglodytes* auf den Menschen übertragen. Der wahrscheinlichste Übertragungsweg waren Jagd, Zubereitung und Verzehr von Affenfleisch. Es wird davon ausgegangen, dass die erste Infektion vom Affen auf den Menschen um 1930 stattgefunden hat. Der HIV 1- und HIV 2-Pandemie liegen – so die statistischen Berechnungen – etwa zehn Übertragungen von SIVcpz und SIVsm zugrunde. Die erste nachgewiesene Infektion mit HIV hat nach heutigen Erkenntnissen 1959 stattgefunden.

Epidemiologie

UNAIDS weist in der Statistik zum 31. 12. 2001 aus, dass weltweit 40 Mio Menschen mit HIV/Aids leben. (46,25 % Frauen, 46,5 % Männer, 7,5 % Kinder). Wie in Tab. 1 ausgewiesen wird, sind die subsaharischen Länder Afrikas sowie die Regionen Süd- und Südostasien nach wie vor am stärksten vor der Epidemie betroffen.

Tabelle 1: Menschen mit HIV/Aids weltweit, Quelle: UNAIDS-Report 2002.

Weltregion	Menschen mit HIV/Aids
Westeuropa	550.000
Nordafrika und Naher Osten	500.000
Subsaharische Länder	28,500.000
Osteuropa und Zentralasien	1,000.000
Ostasien und Pazifischer Raum	1,000.000
Süd- und Südostasien	5,600.000
Australien und Neuseeland	15.000
Nordamerika	950.000
Mittelamerika und Karibik	420.000
Südamerika	1,500.000

In der Betrachtung der Infektionsraten innerhalb eines Querschnitts europäischer Länder fällt ein signifikantes Nord-Süd-Gefälle auf: (Schweden 0,1 %; Spanien 0,5 %).

Besonders augenfällig sind die hohen Infektionsraten in Osteuropa, insbesondere in Staaten der ehemaligen Sowjetunion wie z. B. in der Ukraine, wo 1,1 % der Erwachsenen mit dem HIV infiziert sind.

Mit dem Stichtag 30. Sept. 2002 sind in Österreich 2.159 Menschen am Vollbild Aids erkrankt. 1.306 sind bereits verstorben.

Tabelle 2: Erwachsene Menschen (15–49 Jahre) mit HIV. Geschätzte Zahlen in europäischen Ländern Ende 2001, Quelle: UNAIDS-Report 2002.

Land	Gesamteinwohner in Millionen	Erwachsene Menschen mit HIV	Infektionsrate in %
Ukraine	49	250.000	1,1
Portugal	9,9	27.000	0,5
Spanien	40	130.000	0,5
Schweiz	7,3	19.000	0,5
Italien	57	100.000	0,4
Frankreich	58	100.000	0,3
Weißrussland	10,4	15.000	0,3
Österreich	8	9.900	0,2
Niederlande	16	17.000	0,2
Dänemark	5,2	3.800	0,2
Belgien	10,2	8.500	0,2
Großbritannien	58,3	34.000	0,1
Deutschland	82	41.000	0,1
Schweden	9	3.300	0,1
Ungarn	10,2	2.800	0,1

Nach Schätzungen des Bundesministeriums für soziale Sicherheit und Generationen leben in Österreich derzeit ca. 9.000 Menschen, die mit dem HIV infiziert sind. Expertenschätzungen gehen von einer Zahl von 12.000 bis 15.000 Infizierten aus. Seit 1997, als mit 297 Neuinfektionen ein Tiefstand zu verzeichnen war, bewegen sich die Zahlen der jährlich festgestellten Neuinfektionen zwischen 313 (1998) und 398 im Jahr 2001. Im Jahr 2000 gab es 428 Neuinfektionen. Für den Einzelnen stellen statistisch erfasste Zahlen meist nur ein abstraktes Gebilde dar. Das gilt für die weltweit erfassten Statistiken ebenso wie für diejenigen, die den eigenen Lebensraum betreffen. Dennoch heißt es aufmerksam zu lesen, wenn die Zahlen der Neuinfektionen für den Zeitraum vom 1. Januar bis 30. September für die Jahre 2001 und 2002 verglichen werden. Wurden in diesem Zeitraum im Jahr 2001 293 Neuinfektionen festgestellt, sind es im vergleichbaren Zeitraum des Jahres 2002 353 Neuinfektionen. Dies bedeutet eine Steigerung um etwas mehr als 20 %. Zu berücksichtigen ist dabei, dass der Zeitpunkt der Infektion keineswegs mit dem der frühestmöglichen Testung einer Infektion korreliert, d. h. dass die Diagnose HIV-positiv in einem Teil der Fälle zu einem erheblich späteren Zeitpunkt gestellt wird.

In Österreich sind etwa ein Drittel der Betroffenen Frauen und zwei Drittel Männer. Zwischen 1995 und 2001 wurden sechs Kinder bei der Geburt mit HIV infiziert. Vier Frauen wussten nichts von ihrer Infektion.

Funktionsweise des HIV

Virusinfektionen sind deshalb so tückische Krankheiten, weil Viren über die Zellen, die sie für ihre Reproduktion brauchen, sozusagen die Kontrolle übernehmen und sich diese für die eigene Vermehrung dienstbar machen. Zu diesem Zweck müssen die Membrane des Virus und der Zelle fusionieren. Dabei gibt das Virus, simpel ausgedrückt, seine Erbinformation an die Wirtszelle weiter, die ab diesem Zeitpunkt nicht mehr für sich selbst Proteine, sondern Virensubstanzen aufbaut. Damit beginnt die zerstörerische Maschinerie zu laufen: Zellen sterben ab, Virengenome werden dagegen immer mehr produziert. In der Konsequenz führt das zum Zusammenbruch des zellulären Immunsystems. Die Infektionserreger HIV 1 und HIV 2 zählen zu den Retroviren. Deren besondere Tücke liegt darin, dass zunächst über die viruseigene reverse Transkriptase eine doppelsträngige DNA erzeugt und in den Zellkern geschleust wird. Dort wird sie in die DNA der Wirtszelle integriert. Die Erzeugung der Virusproteine erfolgt im weiteren analog der Synthese der Wirtsproteine. Die wesentlichen Zielzellen der Infektion sind CD4+-Zellen (T-Lymphozyten), die sogenannten Helferzellen, Monozyten sowie denditrische Zellen.

Untersuchungen haben ergeben, dass trotz gleicher Infektionsquelle ein unterschiedlicher Krankheitsverlauf stattfinden kann. Ist die spezifische Immunantwort schon von individuellen Faktoren abhängig, so kommt dies bei der genetischen „Ausstattung" des Individuums noch viel mehr zum Tragen. In der Erforschung dieser höchst individuellen Wirkweisen liegen vielleicht auch einige Schlüssel zu einer künftigen besseren therapeutischen Behandlung der Infektion.

Übertragungswege

Als Voraussetzung für eine Infektion mit dem HI-Virus gilt, dass infektiöse Körperflüssigkeit in den Körper gelangt. Dazu bedarf es einer geeigneten „Eintrittspforte". Das HI-Virus findet in einer organischen

Umgebung wie Körperflüssigkeiten ideale Lebensbedingungen. Zu möglichen infektiösen Körperflüssigkeiten zählen Samenflüssigkeit (Sperma), Scheiden-(Vaginal)sekret, Blut, auch Menstruationsblut, Muttermilch und Gehirn- bzw. Rückenmarkflüssigkeit (Liquor). Wird die infizierte Körperflüssigkeit intracorporal d. h. im Körper wie etwa beim Geschlechtsverkehr weitergegeben, ist die Übertragungsgefahr am größten. Dementsprechend beträgt der Anteil der sexuell übertragenen HIV-Infektionen etwa 90 %. Kleine und kleinste Verletzungen an Schleimhäuten bilden ideale Eintrittspforten für das Virus.

> Übertragungswege:
> – Ungeschützter Geschlechtsverkehr
> – Gemeinsamer Gebrauch von benutztem Spritzbesteck bei intravenösem Drogengebrauch
> – Direkter Blut zu Blut-Kontakt und Nadelstichverletzungen
> – Übertragung einer HIV-positiven Mutter auf ihr Kind vor, während und nach der Geburt sowie eventuell durch das Stillen.

Über intakte Haut und dazu zählen auch Wunden, die am Verheilen sind, kann das Virus nicht übertragen werden. Ebenso sind Übertragungen durch Speichel, Tränenflüssigkeit, Schweiß, Urin, Darminhalt, oder durch Stiche blutsaugender Insekten nicht bekannt. Auch über alltägliche Kontakte im Haushalt wie durch die gemeinsame Benützung von Bad und Toiletten, von Ess- und Trinkgeschirr, Telefon, Kleidungsstücke, Nahrungsmittel sowie am Arbeitsplatz, im Kindergarten oder in der Schule sind HIV-Infektionen auszuschließen.

Sexuelle Übertragungsrisiken

Die verschiedenen Sexpraktiken bergen ein unterschiedlich hohes Risiko, das HI-Virus zu übertragen. Das größte Risiko besteht bei ungeschütztem Analverkehr für den aufnehmenden Partner. Die Schleimhaut des Anus ist hochempfindlich und verletzungsanfällig. Dadurch stellt sie eine ideale Eintrittspforte für das HI-Virus dar. Doch auch am Penis des eindringenden Partners befinden sich verletzungsanfällige Schleimhäute. Kommt es durch das Eindringen zu Blutungen im Analbereich, könnte das infizierte Blut über verletzte Schleimhäute eindringen. Das Risiko eines ungeschützten Analverkehrs erhöht sich durch den Umstand, dass die männliche Samenflüssigkeit (Sperma) neben Blut die höchste Konzentration an Viren beinhaltet.

In der Scheidenflüssigkeit ist die Virenkonzentration um einiges geringer als im Sperma. Dies ist auch der Grund, warum sich, zumindest in unseren geographischen Breiten, weit weniger Männer bei Frauen anstecken als umgekehrt. Aber dennoch besteht das Risiko, dass es wegen einer verletzten Schleimhaut am Penis zu einer Infektion mit dem HI-Virus über das Vaginalsekret kommen kann. Während der Menstruation und bei einer akuten Vaginalinfektion erhöht sich das Risiko zusätzlich.

Frauen tragen ein weitaus höheres Ansteckungsrisiko als heterosexuelle Männer. Erstens sind die Schleimhautflächen im Vaginalbereich erheblich größer als am Penis, zweitens beinhaltet das Sperma eine höhere Konzentration an Viren als das Scheidensekret. Drittens bleibt das Sperma relativ lang im Körper der Frau. Auch für die Frau bedeutet die Menstruationsphase wegen des leicht geöffneten Muttermundes eine deutliche Risikoerhöhung, Ähnliches gilt, wenn eine Spirale als Verhütungsmethode eingesetzt ist.

Obwohl das Übertragungsrisiko bei Oralsex sehr gering ist, kann es doch nicht ganz ausgeschlossen werden. Die Mundschleimhaut ist bei weitem nicht so empfindlich und für Erreger durchlässig wie dies für Schleimhäute im Anal- und Vaginalbereich gilt. Außerdem hat Speichel die Wirkung, Viren zu inaktivieren, d. h. ihre Wirkung nachhaltig zu unterbinden.

Auch bei Oralverkehr hängt die Höhe des Risikos von der Art der Körperflüssigkeit ab. Kommen infiziertes Sperma, die virenhältigste Körperflüssigkeit, oder Lusttropfen, das vor dem Erguss austretende Prostatasekret, in den Mund, kann das Risiko einer Infektion bei beschädigter Mundschleimhaut nicht zur Gänze ausgeschlossen werden. Ein ähnliches Risiko birgt Menstruationsblut, das auch kurz vor und nach der Periode im Scheidensekret vorhanden sein kann.

Das Stimulieren der Geschlechtsteile mit der Zunge birgt kein Risiko, solange keine infizierte Körperflüssigkeit auf beschädigte Schleimhäute im Mund kommt. Bei intakter Schleimhaut ist ein Übertragungsrisiko auszuschließen.

Beim Samenerguss in das Gesicht ist darauf zu achten, dass kein Sperma in die Augen kommt.

Andere Sexpraktiken wie das Stimulieren mit der Hand bergen kein Risiko, sich mit dem HIV zu infizieren, freilich vorausgesetzt, dass keine aktuelle Verletzung vorliegt. Bei Verwendung von Sexspielzeug wie Dildo, Vibrator usw. muss darauf geachtet werden, dass dieses jeweils nur von einer Person benützt wird. Bevor es weiter gegeben wird, ist es unbedingt gründlich zu reinigen, oder mit einem Kondom zu überziehen.

Kommt es dennoch zu einem Samenerguss im Mund oder zu einer Aufnahme von einer größeren Menge an Scheidensekret, ist Folgendes zu beachten:
– Ausspucken
– Mundhöhle mehrmals mit Alkohol oder Desinfektionsmittel spülen.

Kommt Sperma ins Auge, ist Folgendes zu beachten:
– Ausgiebig mit Wasser und unter Umständen auch mit einem schleimhautverträglichen Desinfektionsmittel spülen.

Kommt Sperma auf eine akut blutende Wunde, ist Folgendes zu beachten:
– Wunde ausdrücken, auswaschen und abtrocknen. Danach ein Hautdesinfektionsmittel auftragen.

> Wie bei allen Infektionsübertragungen kommt es auch bei HIV auf die Menge der infektiösen Flüssigkeit, auf den Grad der Schleimhautschädigung und auf die Dauer des Kontaktes der Flüssigkeit mit der Schleimhaut an. Je höher die Menge, je größer der Grad der Verletzung, je länger die Verbleibdauer ist, um so höher ist die Übertragungswahrscheinlichkeit.
>
> Für Menschen, die an einer HIV-Infektion leiden, besteht auf alle Fälle Kondompflicht.

Jede Krankheit lässt Raum für Optimismus.
Paul Dudley White

2. Diagnose

Diagnose: HIV-positiv

Nach wie vor wird die Diagnose HIV-positiv, d. h. dass eine Infektion mit dem HI-Virus stattgefunden hat, in den meisten Fällen im Rahmen einer klinisch notwendig gewordenen Untersuchung festgestellt.

Der Nachweis des HIV kann auf zwei verschiedene Verfahrensarten erfolgen. Bei dem indirekten Verfahren werden die Antikörper nachgewiesen, bei dem direkten Verfahren die Virussubstanz selbst. In Österreich wird in aller Regel eine Kombination beider Verfahren angewendet. Gemeinsam mit dem HIV-Antikörpertest wird der HIV-Antigentest durchgeführt. Prinzipiell und dem AIDS-Gesetz entsprechend, wird jedes positive Testergebnis einem Bestätigungstest unterzogen. Erst wenn das Ergebnis des Bestätigungstests vorliegt, darf das positive Testergebnis der/dem Patientin/Patienten oder Klientin/Klienten mitgeteilt werden.

Indirekte Nachweisverfahren

HIV-Antikörpertest

Wie bei jeder anderen Infektion bildet das Immunsystem auch bei einer HIV-Infektion Antikörper, die die Aufgabe haben, die eingedrungenen Krankheitserreger abzuwehren. Der HIV-Antikörpertest sucht nach diesen Antikörpern und weist sie, sofern eine Infektion stattgefunden hat, nach. Die Bildung dieser Antikörper braucht Zeit. Die Zeitspanne kann sich zwischen einigen Wochen und mehreren Monaten erstrecken und hängt von subjektiven Komponenten wie allgemeiner Immunstatus, usw. ab. Als Empfehlung wurde ein Richtwert von drei Monaten (90 Tagen) benannt. In untypischen Einzelfällen kann die Zeitspanne, bis es zur Ausbildung von HIV-Antikörpern kommt, auch länger dauern. In dieser Wartefrist liegt auch der Nachteil des sogenannten Elisa-Tests. Dieser Test kann eine relevante Aussage nur für den Zeitraum geben, der mindestens 90 Tage vor dem Termin der Blutabnahme liegt. Dieser Zeitraum wird als diagnostisches Fenster beschrieben.

> Wenn Sie das Gefühl haben, sich mit dem HI-Virus angesteckt zu haben, zögern Sie nicht, einen Test machen zu lassen.

Western-Blot-Test

Dieses Testverfahren hat sich als Bestätigungstest durchgesetzt, weil es nicht nur Antikörper gegen das HIV, sondern auch Einzelkomponenten viraler Proteine nachzuweisen im Stande ist. Werden Antikörper gegen Einzelkomponenten, auch Banden genannt, nachgewiesen, liegt eindeutig ein HIV-positives Ergebnis vor. Eine positive Reaktion erfolgt im Durchschnitt drei bis vier Wochen nach der Infektion.

Direkte Nachweisverfahren

HIV-Antigen-Test

Der p24-Antigen-Test zählt zu den direkten Nachweisverfahren, weil damit Virusbestandteile nachgewiesen werden können. Er wird frühestens 10 bis 14 Tage nach einer Infektion positiv, und er ist unabhängig von der Immunantwort der/des Patientin/Patienten. Die Anwendung des p24-Antigentests ist vor allem bei einem dringenden Verdacht auf eine kurz zurückliegende Infektion angezeigt. Deshalb gehört es in österreichischen Labors zum Standard, dass der p24-Antigentest als Ergänzung zum Elisa-Test eingesetzt wird. Mit seiner Hilfe kann eine Infektion auch innerhalb des sogenannten diagnostischen Fensters nachgewiesen werden.

PCR-Test

Dieser Test stellt die weitaus empfindlichste Nachweismethode dar. Bei der hoch sensitiven Polymerasekettenreaktion (PCR) können bereits geringste Mengen von Virusnukleinsäure, und zwar schon in einem kurzen Zeitraum ab zwei Wochen nach einer möglichen Infektion, nachgewiesen werden. Eine quantitative PCR wird auch bei infizierten Patientinnen/Patienten zur Messung der *viral load* (Virusmenge) durchgeführt.

Testangebote in Österreich

Anonym und kostenpflichtig

Der HIV-DUO-Test (Elisa- und Antigentest) wird in Labors, von niedergelassenen Ärztinnen/Ärzten, in Gesundheitsämtern und Krankenhäusern durchgeführt. Die Preise belaufen sich zwischen 22 und 44 Euro. Auch der PCR-Test wird bei diesen Einrichtungen durchgeführt; die Kosten dafür belaufen sich auf 180 Euro.

Anonym und kostenlos

Der HIV-DUO-Test wird anonym und kostenlos ausschließlich von den Aids-Hilfen Österreichs in Wien, Linz, Salzburg, Innsbruck, Bregenz, Klagenfurt und Graz (vgl. S. 141) angeboten. Der PCR-Test wird von der Aidshilfe Wien angeboten, ist aber kostenpflichtig.

Laborwerte

Mehr als bei anderen chronischen Erkrankungen sind Labordaten bei einer HIV-Infektion von besonderer Bedeutung. Bevor die Kombinationstherapie zur Verfügung stand, war die Aufmerksamkeit vor allem auf die Zahl der CD4+-Zellen gerichtet. Ihr Absinken wurde als unwiderruflicher Weg zu weiteren Erkrankungen und zur Zerstörung des Immunsystems wahrgenommen. Heute ist die Diagnostik viel weiter ausdifferenziert. Neben der Menge der CD4+-Zellen und dem Verhältnis zwischen CD4+- und CD8+-Zellen gibt vor allem die Messbarkeit der Viruslast (viral load) als einer der sogenannten Surrogatmarker Auskunft über den weiteren Verlauf der Infektion.

CD4+-Zellen

Die CD4+-Zellen sind Leukozyten (weiße Blutkörperchen) und für die Abwehr von Krankheiten von entscheidender Bedeutung, weshalb sie auch Helferzellen genannt werden. Ihr Wert ist Maßstab für den Immunstatus und gilt als Richtwert, ob und wann mit einer Therapie zu beginnen ist. Ihre Zahl wird pro Mikroliter (µl) gemessen. Der Normwert beträgt zwischen 400 und 1200 µl. Ein weiterer Anhaltspunkt dafür ist der Prozentanteil der CD4+-Zellen an der Gesamtmenge aller weißen Blutzellen. Auch das Verhältnis der CD4+-Zellen zu CD8+-Zellen, den sogenannten Suppressorzellen, ist als Surrogatmarker relevant.

Viral load (Viruslast)

Seit 1996 die PCR zur Verfügung steht, kann die Menge der Viruspartikel im Blut gemessen werden. Damit ist die Diagnostik einen großen Schritt vorangekommen. Die Vermehrung der Viren kann rechtzeitig erkannt und entsprechend antiretroviral behandelt werden. Ebenso kann mit der PCR-Methode ein Therapieversagen erkannt werden. Der großen zu bestimmenden Menge wegen werden die Werte in Zehnerpotenzen angegeben. Beträgt die tatsächliche Zahl der Virusbelastung 50.000 Viruspartikel/ml (Milliliter), wird dies folgendermaßen angegeben: 5 mal 100^3. Die therapiebedingte Reduzierung der Viruspartikel wird in Form eines dekadischen Logarithmus ausgedrückt. Die Reduktion um 1 log entspricht einer Verminderung um 90 % auf 10 % der Ausgangsmenge.

Die quantitative Nachweisbarkeit bewegt sich zwischen 0 Viruspartikel/ml Blut, sozusagen unter der Nachweisgrenze, bis zu 10 Millionen (10 mal 10.000^3) im obersten Messbereich.

Tabelle 3: Laborwerte bei HIV/Aids

Laborwert	Definition	Messverfahren	Normal-Richtwerte
CD4+-Zellen	Anzahl der CD4+-Zellen/Milliliter Blut	Blutabnahme Anzahl/µl Blut	400 bis 1200
Prozentueller Anteil von CD4+-Zellen	Prozentanteil von CD4+-Zellen an der Gesamtzahl aller weißen Blutzellen (Leukozyten)	Blutabnahme Anzahl in %	> 30 %
Quotient von CD4+-/CD8+-Zellen	Verhältnis von Helferzellen (CD4+) zu Suppressorzellen (CD8+)	Blutabnahme Anzahl in %	Verhältnis > 1
Viral load (Viruslast)	Anzahl der Viren im Blut	Blutabnahme Anzahl/µl Blut	0

Symptome und Verlauf

Woran erkenne ich, dass ich mich mit dem HIV infiziert habe, oder dass ich an Aids erkrankt bin? Erfahrungen aus der praktischen Beratungsarbeit belegen, dass dies eine der am häufigsten gestellten Fragen ist. Unter gewissen Umständen, so lautet die Antwort, kann es sein, dass Sie es sehr lange nicht erkennen. Da in vielen Fällen Infektion und nachfolgende Bildung von Antikörpern symptomlos verlaufen und die Zeit zwischen Infektion und Ausbruch HIV-bedingter Krankheiten in der Regel zehn und mehr Jahre betragen kann, ist es durchaus möglich, dass die Infektion über diesen langen Zeitraum nicht erkannt wird. Grundsätzlich ist zwischen Symptomen in Verbindung mit der Serokonversion und denen während des Verlaufs der Infektion zu unterscheiden.

Akute Infektion

Bei einem zahlenmäßig nicht erfassten Anteil von HIV-infizierten Menschen entwickelt sich kurz nach der Infektion bzw. etwa zeitgleich mit der Serokonversion ein akutes retrovirales Syndrom. Dabei können starke Lymphknotenschwellungen, aber auch ein Hautausschlag auftreten. Diese Beschwerden gehen mit einer extrem hohen Virusbelastung einher. Nach der Behandlung mit einer Monotherapie kann die Viruslast rasch gesenkt werden. Wie Studien ausweisen, hat die angewendete Monotherapie keinerlei Auswirkungen auf eine später eingesetzte Kombinationstherapie. In dieser Phase ist das Ansteckungsrisiko aufgrund der hohen Virusbelastung aber besonders groß.

Bei der Mehrzahl von HIV-Patientinnen/Patienten erfolgt die Serokonversion jedoch ohne subjektive Wahrnehmung der oben beschriebenen Symptome.

Asymptomatische Phase

Über die Dauer des Zeitraums der asymptomatischen Phase (Zeit zwischen Serokonversion und erstem Auftreten HIV-spezifischer Symptome) lassen sich keine verbindlichen Angaben machen. Das mögliche Ende der asymptomatischen Phase können Lymphknotenschwellungen, die über einen längeren Zeitraum an mehreren Stellen auftreten, ankündigen. Das kann sein, muss aber nicht sein, genauso wie eine Lymphadenopathie bei der akuten Infektion keineswegs zwingend auftritt. In der Folge können Symptome wie Gewichtsverlust, Nachtschweiß, Fieber und Durchfall in einen ursächlichen Zusammenhang mit der Immunschwächekrankheit gebracht werden.

Auch der in Artikeln und Broschüren häufig beschriebene Zeitraum von zehn Jahren ist ein beiläufig genannter Schätzwert. Tatsache ist, dass eine HIV-Infektion eine schleichend beginnende Infektionserkrankung ist und der Verlauf von einer Reihe subjektiver Faktoren bestimmt wird. Die Beschaffenheit des Immunsystems, ja sogar die genetischen Voraussetzungen, wie jüngste Erkenntnisse belegen, nehmen Einfluss auf den Infektionsverlauf ebenso wie zusätzliche Infektions- oder Suchterkrankungen. Der Ratschlag, die HIV-Infektion als etwas höchst Persönliches und als eine individuelle Herausforderung anzunehmen, mag für den von einer HIV-Infektion betroffenen Menschen wenig hilfreich und vielleicht sogar zynisch wirken, zumindest eine Zeit lang. Eine chronische Infektionskrankheit ist per se eine große Herausforderung, mag er denken. Die wirkliche individuelle Herausforderung besteht aber darin, die eigene Infektion innerhalb des Spannungsfeldes zwischen medizinischen Notwendigkeiten und den herrschenden gesellschaftlichen Mustern, wie Aids gesehen wird und gesehen werden soll, so zu positionieren, dass die subjektiven Wahrnehmungen und Empfindungen davon nicht überrollt werden.

Wenn sich bei einer HIV-Infektion die Zahl der CD4+-Zellen verringert und die Viruslast ansteigt, spricht man von einem symptomatischen Verlauf. In welchem Umfang und innerhalb eines welchen Zeitraumes diese Veränderungen stattfinden, hängt von den oben beschriebenen individuellen Umständen ab.

Zahlenmäßig schwer zu erfassen sind auch jene Patientinnen/Patienten, bei denen die Infektion über einen längeren Zeitraum asymptomatisch verläuft, d. h. weder reduziert sich die Zahl der CD4+-Zellen auffällig noch steigt die Viruslast signifikant an. Die Bedingungen, welche einem langfristigen asymptomatischen Verlauf zugrunde liegen, sind noch nicht hinreichend erforscht. Nicht zuletzt scheinen auch genetische Voraussetzungen dafür eine Rolle zu spielen.

Bei einem asymptomatischen Verlauf gibt es keine einheitlichen Empfehlungen, ob und gegebenenfalls wann mit dem Einsatz einer Kombinationstherapie begonnen werden sollte.

> Auch bei einem asymptomatischen Verlauf der HIV-Infektion ist es wichtig, die wichtigsten Labordaten in regelmäßigen Abständen erheben zu lassen.

Erkrankung an Aids

Eine HIV-Infektion ist eine wie auch immer sich entwickelnde chronische Erkrankung mit unterschiedlichen akuten Verläufen. Auch das ist ein besonderer Aspekt dieser Krankheit, der nicht oft genug betont werden kann. Für die einzelne Betroffene/den einzelnen Betroffenen stellt sich der Verlauf als etwas höchst Individuelles dar, deshalb gibt es keine verbindlichen Aussagen darüber, wie lange eine Phase dau-

Diagnose: HIV-positiv

ert und wann mit dem Ausbruch sogenannter opportunistischer Erkrankungen zu rechnen ist. Opportunistische Krankheiten werden als Erkrankungen definiert, die aufgrund des stark geschwächten zellulären Immunsystems auftreten. Wurde eine HIV-Infektion rechtzeitig diagnostiziert und mit einer Behandlung frühzeitig begonnen, treten opportunistische Infektionen nicht mehr bzw. nur mehr sehr selten auf.

Zu Aids-definierenden Erkrankungen zählen u. a.:
– Candidiasis von Ösophagus, Bronchien, Trachea, Lunge
– Pneumocystis carinii Pneumonie
– Herpes-Infektionen (chronische Verläufe)
– Disseminierte oder extrapulmonale Histoplasmose
– Invasives Zervixkarzinom
– Extrapulmonale Kryptokokkose
– Generalisierte CMV-Infektion
– CMV-Retinitis
– Tuberkulose
– Zerebrale Toxoplasmose
– Kaposi-Sarkom
– Maligne Lymphome
– Wasting Syndrom

Tabelle 4: Stadieneinteilung nach CDC

Allgemeine Bezeichnung	CDC-Stadien	Laborwerte CD4+-Zellen/µl	Symptome
HIV-positiv Asymptomatisches Stadium	A 1 A 2	größer als 500 200–499	Akute HIV-Infektion Asymptomatischer Verlauf
LAS Lymphadenopathiesyndrom	A 3 B 1	größer als 200 kleiner als 500	Leichte Symptome wie z. B. Lymphknotenschwellung
ARC Aids Related Complex HIV-assoziierte Erkrankungen	B 2 B 3	200–499 größer als 200	Zunehmende klinische Zeichen eines Immundefekts
AIDS Vollbild	C 1 C 2 C 3	größer als 500 200–499 kleiner als 200	Schwere opportunistische Infektionen

Mein Befund ist positiv

Was ist zu tun?

Medizinisch

Ein positives Testergebnis bedeutet zuallererst, dass im Blut Antikörper gegen das HIV bzw. dass Genpartikel des HIV nachgewiesen worden sind. Liegt ein positiver HIV-Antikörper-Test vor, wurde dieses Ergebnis, wie es den österreichischen Bestimmungen entspricht, bereits einem Bestätigungstest unterzogen. Es ist also tatsächlich davon auszugehen, dass eine Serokonversion stattgefunden hat. Dieser Befund beinhaltet jedoch keinerlei andere Aussagen. Weder gibt er Aufschlüsse über den aktuellen Immunstatus noch sagt er etwas über das Vorliegen anderer Erkrankungen aus. Auch liefert er keinerlei Anhaltspunkte für eine Prognose über den weiteren Verlauf der HIV-Infektion.

Möglichst unmittelbar nach einem positiven Testergebnis ist es dringend erforderlich, dass der Immunstatus erhoben und untersucht wird, ob begleitende Erkrankungen wie eine Hepatitis-Infektion oder eine sexuell übertragbare Krankheit vorliegen. Aufgrund der erhobenen Laborwerte ist weiters zu entscheiden, ob unmittelbar mit einer Therapie zu beginnen, bzw. in welchen Abständen es angezeigt ist, Kontrolluntersuchungen vornehmen zu lassen.

> Regelmäßige Untersuchungen verhindern eine unkontrollierte Erhöhung der Viruslast und erleichtern einen zeitlich richtig gesetzten Therapieeinstieg.

Psychosozial

Die Nachricht eines positiven Testergebnisses führt in vielen Fällen zu einem schockartigen Erlebnis und kann große Ängste auslösen. Mit der Tatsache einer chronischen Erkrankung konfrontiert zu werden, bedeutet immer eine große Herausforderung. Bei einer HIV-Infektion kommen zusätzliche Aspekte zum Tragen. Die Krankheit Aids wird trotz aller Bemühungen und Entwicklungen noch immer stigmatisiert und ist nach wie vor mit Vorurteilen befrachtet. Auch das Nichtwissen um Infektion und Krankheit trägt immer noch zu diesen Defiziten bei.

Im unmittelbaren zeitlichen Umfeld der Diagnoseerstellung sollten nach Möglichkeit keine voreiligen Entschlüsse getroffen werden. Ruhe zu bewahren, so schwer es auch sein mag, stellt sich im Nachhinein fast immer als die angemessenere Entscheidung dar. So gilt es in Ruhe zu überlegen, wer zuerst ins Vertrauen gezogen wird, wer in so einem Fall eher als Stütze, oder doch als zusätzliche Belastung gilt. Vielleicht ist es sogar ratsam, vor dem persönlichen intimen Gespräch mit dem Partner oder der Familie mit einem Menschen des Vertrauens oder mit dem Hausarzt zu sprechen. Unter gewissen Voraussetzungen ist es auch hilfreich, mit einer einschlägigen Beratungsstelle Kontakt aufzunehmen. Hier bieten sich die AIDS-Hilfen Österreichs oder einzelne Selbsthilfegruppen als durchaus geeignete Gesprächspartner und Ratgeber an (vgl. Seite 141).

> Wichtig zu wissen ist, dass über die Tatsache der HIV-Infektion keine Mitteilungspflicht besteht – und zwar niemandem gegenüber.
> Wichtig zu wissen ist aber auch, dass das Geheimnis zu einer schweren seelischen Belastung führen kann.
> Weiters ist wichtig zu wissen, dass ab dem Bekanntwerden einer HIV-Infektion ungeschützter Geschlechtsverkehr strafbar ist.

*Seine Krankheit zu erkennen,
ist der Anfang der Genesung.*

(Spanisches Sprichwort)

3. Therapie

Antiretrovirale Therapie einer HIV-Infektion

Es gilt heute als gesicherte Erkenntnis der Medizin, dass eine antiretrovirale Behandlung zum einen lebensverlängernd ist und zum anderen maßgeblich zu weitgehend beschwerdefreien Infektionsverläufen führt, was selbstredend zu einer Erhaltung bzw. Steigerung der Lebensqualität beiträgt. Die Entwicklung der Therapiemöglichkeiten in den vergangenen Jahren ist hoffnungsvoll, und die Zeiten, in denen es um die Abwägung der Vor- und Nachteile einer antiretroviralen Therapie ging, sind eindeutig vorbei. Heute werden mögliche Nebenwirkungen, die immer wieder auftreten können und mit voller Berechtigung als lästig empfunden werden, aber nicht mehr als Nachteile, sondern als ein kleineres Übel wahrgenommen. Im Prozess der Bewusstwerdung um die Behandelbarkeit einer Erkrankung an Aids hat die Erkenntnis durchaus Platz gegriffen, dass Nebenwirkungen nie auszuschließen sind und in einem direkten Verhältnis zur Schwere der Erkrankung stehen.

Unterschiedliche Auffassungen bestehen allenfalls in der Frage des Therapiebeginns, was weiter unten ausgeführt wird. Wann mit einer Therapie zu beginnen ist, hat in einem konstruktiven Dialog zwischen Ärztin/Arzt und Patientin/Patient stattzufinden. Dabei geht es darum, die sich aufgrund von Labordaten ergebenden objektiven Erfordernisse mit den subjektiven Bedingungen und Voraussetzungen der/des Patientin/Patienten in einen möglichst großen Einklang zu bringen. Ein wohlüberlegter und gut besprochener Start einer Therapie trägt sehr viel dazu bei, dass die Therapie auch weitgehend eingehalten wird.

Die heute zur Verfügung stehende Kombinationstherapie ist das aus einem jahrelangen intensiven Forschen und aus den Erfahrungen in der klinischen Anwendung der einzelnen Substanzen gewonnene Ergebnis. Was 1987 mit der Zulassung von *AZT* (Azidothymidin)/*Retrovir* als einem antiretroviralen Medikament durch die US-amerikanische Zulassungsbehörde begonnen hatte und 1992 mit der Zulassung einer weiteren Substanz, das als *Hivid* in den Handel gekommen war, fortgesetzt wurde, ist zur Zeit (seit 1996) die Kombination von drei Substanzen, die in unterschiedlichen Präparaten zur Verfügung stehen und nach je individueller Notwendigkeit verschrieben werden. Das Verhältnis zwischen dem relativ kurzen Zeitraum von 15 Jahren, der zwischen Ausbruch der Krankheit und dem Einsatz der Kombinationstherapie liegt, und der Summe der bislang erreichten Therapieerfolge gibt Anlass zu der berechtigten Hoffnung auf eine substanzielle Weiterentwicklung der antiretroviralen Therapie. Konkret heißt das vor allem eine Reduzierung der täglich einzunehmenden Medikamentenmenge und eine möglichst weitgehende Verhinderung von Nebenwirkungen und Resistenzbildungen.

Eine antiretrovirale Therapie besteht heute immer aus einer Kombination verschiedener Therapiebausteine, da nur auf diese Weise ein zuverlässiger und vor allem langfristiger Therapieeffekt zu erzielen ist. Die Zusammensetzung der einzelnen Therapie-Bausteine und die Auswahl der Substanzen hängt in der Hauptsache davon ab, zu welchem Infektionszeitpunkt mit der Therapie begonnen wird, und ob Begleiterkrankungen und entsprechende Therapien zu berücksichtigen sind.

Ersttherapie

Bei Patientinnen/Patienten mit HIV-assoziierten Symptomen und Erkrankungen ist unbedingt und auf alle Fälle eine klare Indikation für eine Kombinationstherapie gegeben, denn der Krankheitsverlauf wird dadurch – unabhängig vom Immunstatus – erheblich verlangsamt. Bei asymptomatischen Patientinnen/Patienten sind die Grenzen der Werte wie die Anzahl der CD4+-Lymphozyten, der sogenannten Helferzellen, und die Viruslast nicht eindeutig zu ziehen. Vorgaben dazu liefern die vom Robert-Koch-Institut, Berlin (Adresse im Anhang, S. 162) veröffentlichten „Deutsch-österreichischen Richtlinien zur Antiretroviralen Therapie der HIV-Infektion" (Stand: Juli 2002). Wie gesagt, es handelt sich dabei um Richtlinien, die durchaus einen individuellen Spielraum zulassen. Die Richtlinien beschreiben folgende Richtwerte: Patientinnen/Patienten, deren Zahl der CD4+-Zellen/µl Blut zwischen 200 und 350 liegt, haben unabhängig vom Ausmaß der Virusreplikation (Virusvermehrung) ein deutliches Risiko für eine immunologische und klinische Progression, d. h. die Schwächung des Immunsystems schreitet voran und die Anfälligkeit für opportunistische Erkrankungen steigt an. Eine Behandlung wird deshalb als sehr sinnvoll angesehen. Die Grenze, unterhalb derer ein Behandlungsbeginn unbedingt indiziert ist, um nach Möglichkeit weitere Krankheiten zu verhindern, liegt bei 200 CD4+-Zellen.

Wenn die Zahl der CD4+-Zellen zwischen 350 und 500/µl liegt, und sich die Viruslast zwischen 50000 bis 100000 bewegt, wird die

Einleitung einer Therapie empfohlen, da dadurch eine deutlich messbare Besserung der Surrogatmarker, der Aussagen über den unmittelbaren Infektionsverlauf, zu erwarten ist. Bei einer Viruslast, die geringer als 50000 ist, sind die Experten mit einer Therapieempfehlung zurückhaltend.

Liegt die Zahl der CD4+-Zellen bei einem Wert von über 500, und ist gar keine oder nur eine geringe Virusvermehrung messbar, ist keine Notwendigkeit für einen Therapiebeginn belegt. Nach Expertenmeinung ist in diesem Stadium eine kurzfristige klinische Progression, d. h. eine deutliche Veränderung der Werte, selten.

Für einen frühen Therapiebeginn spricht generell, dass es sich um eine schleichend beginnende Infektionskrankheit handelt, die prinzipiell so früh wie möglich behandelt werden sollte. Außerdem könnte bei einer fortwährenden, medikamentös nicht behandelten Virusvermehrung der Fall des *point of no return* des Immundefekts überschritten werden. Ein Zurückdrängen der Virusreplikation bis unter die Nachweisgrenze wäre damit ausgeschlossen.

Für eine späte Therapieeinleitung könnte sprechen, dass dadurch Fehler bei den komplizierten und fehleranfälligen Einnahmevorschriften verhindert werden, die zu einer Unwirksamkeit späterer Therapien führen könnten. Wie oben angedeutet, stellt sich diese Frage aber nur für jene Fälle, bei denen die Zahl der CD4+-Zellen über 500 liegt und wo nur eine geringe bis gar keine Virusreplikation stattfindet.

Nach dem Beginn der Therapie sollten in zwei- bis dreimonatigen Abständen die wichtigsten Laborwerte erhoben werden. Von einer signifikanten Veränderung der Virusreplikation wird ab einer Verringerung von 0,5 bis 0,7 Zehnerpotenzen gesprochen. Fallen die CD4+-Werte absolut um 30 % (im Verhältnis zum Durchschnittswert des Normalbereichs), oder relativ um 3 % (im Verhältnis zu den zuletzt erhobenen Werten), ist von einer signifikanten Änderung auszugehen.

Therapieunterbrechungen

Gründe für eine Änderung der Therapie oder gar einer Absetzung können in der Unwirksamkeit der Therapie oder in starken, anhaltenden Nebenwirkungen liegen. Schwere Nebenwirkungen werden als einzige klinische Situation angesehen, in der zum Austausch eines Medikaments geraten werden kann. Bislang ist nicht entschieden, ob die Fortsetzung einer unwirksamen Therapie zu einem Vorteil gegenüber dem Absetzen einer Therapie in dem Fall führt, bei dem keine Möglichkeit mehr zu einem sinnvollen Therapiewechsel besteht. Ist eine Therapieunterbrechung angezeigt, sind alle Substanzen gleichzeitig abzusetzen. Unterbrechungen und Pausen einer antiretroviralen Therapie werden derzeit in mehreren Studien auf ihre Langzeitwirkung untersucht. Nach wie vor gelten sie als experimentell und sind nicht als Standardtherapie einzustufen. Pausen außerhalb von Therapiestudien sind nicht zu empfehlen, selbst wenn für viele Patientinnen/Patienten, psychologisch gesehen, die Unterbrechung der Therapie eine deutliche Entlastung darstellt.

HAART

Die Abkürzung HAART steht für *highly active antiretroviral therapy* (hochaktive antiretrovirale Therapie) und wurde ursprünglich für die Kombination von zwei Nukleosidanaloga und einem Proteaseinhibitor geprägt. Zu den Therapiebausteinen Nukleosidanaloga und Proteasehemmer kann auch ein nicht nukleosidaler Transkiptase Hemmer dazukommen. Mittlerweile wird der Begriff HAART auf alle Kombinationen mit einer vergleichbaren antiretroviralen Wirkung angewendet. Das primäre Ziel aller HAART-Regimes ist eine maximale Virussuppresion, d. h. im besten Fall bis unter die Grenze der Nachweisbarkeit. Wie der aktuelle Stand der klinischen Forschung belegt, führt eine Kombination aus zwei NRTI (nukleosidanaloge reverse Transkriptase-Inhibitoren) mit Proteaseinhibitoren zu einer stärkeren und länger anhaltenden Verringerung der Viruslast sowie zu einem stärkeren und länger anhaltenden Anstieg der CD4+-Zellen. Besonders hervorzuheben ist die Wirksamkeit der Kombinationen mit Proteaseinhibitoren bei weit fortgeschrittenem Immundefekt.

Bausteine der antiretroviralen Therapie

Nukleosidanaloga

Der antiretrovirale Wirkmechanismus der Nukleosidanaloga liegt in der kompetitiven Hemmung der Reversen Transkriptase, was bedeutet, dass die Umschreibung der RNA in die provirale DNA zum Abbruch geführt wird. Die Nukleosidanaloga „tricksen", indem sie mit den physiologischen Nukleotiden um das spezifische Enzym Reverse Transkriptase konkurrieren. Die Reverse Transkriptase-Hemmer können Zellen zwar vor einer Infektion schützen, die Grenzen ihrer

Wirkweise liegen aber darin, dass sie gegenüber bereits infizierten Zellen nichts ausrichten können.

Bereits in der Anwendung als Monotherapie war der Einsatz von AZT *(Retrovir)* und später von ddC *(Hivid)* und ddI erfolgreich. Ein deutlicher Anstieg der CD4+-Zellen sowie eine Verringerung des p24-Antigen und eine Reduzierung der Erkrankungsfälle war der positive Effekt. Mit *Stavudin (Zerit),* Lamivudin *(Epivir),* Abacavir *(Ziagen)* und Didanosin (Videx) stehen seit 1995 weitere Nukleosidanaloga zur Verfügung.

Mittlerweile kann für die Behandlung aus sechs Einzelsubstanzen und einem Zweifachpräparat, *AZT* und *3TC,* das unter dem Handelsnamen *Combivir* erhältlich ist, ausgewählt werden. Nukleosid-Zweifachkombinationen sind immer noch ein Bestandteil der HIV-Standardtherapie.

Nukleotidanaloga

Im Gegensatz zu den Nukleosidanaloga besitzen die Nukleotide bereits eine Phosphatgruppe im Molekül. Daher entfällt die bei Nukleotiden notwendige Umwandlung in ein Monophosphat. Dieser Umstand spielt in der Frage der Resistenzentwicklung eine entscheidende Rolle.

Mit *Tenofovir* steht seit kurzem ein erstes Nukleotidanaloga zur Verfügung.

Nicht Nukleosidale Reverse Transkriptase-Inhibitoren

Sprachlich ein Zungenbrecher, sind die NNRTIs in ihrer Wirkweise jedoch hoch spezifisch für die HIV 1-Reverse Transkriptase, indem sie deren Aktivität blockieren, ohne jedoch wie bei den Nukleosidanaloga eine weitergehende Reaktion hervorzurufen. Es kommt zu einer Blockierung der katalytisch aktiven Bindungsstelle. Mit Nevirapin *(Viramune),* Efavirenz *(Sustiva, Stocrin)* und Delavirdin *(Rescriptor)* stehen zur Zeit drei zugelassene Substanzen zur Verfügung.

Proteasehemmer

Unter Protease versteht man den Aufbau von Viren. Proteine, aus Aminosäuren aufgebaute Eiweißkörper, spalten sich und reifen zu Virenpartikel heran. Dieser Reifungsprozess muss unterbrochen werden, sonst bleiben die gebildeten Viruspartikel infektiös. Bei einer effektiven Hemmung der HIV-Protease können von infizierten Zellen zwar weitere Virionen (sich in Ruhephase befindende vollentwickelte Viruspartikel), gebildet werden, sie sind jedoch nicht infektiös und nicht reproduktionsfähig. Mit Saquinavir *(Fortovase)* wurde 1996 der erste Proteasehemmer in die Therapie eingeführt.

Mit der Verfügbarkeit der Proteasehemmer – die ersten Substanzen wurden bereits Ende der 1980er-Jahre entdeckt – ist ein qualitativer Schritt in der HIV-Therapie gelungen. Proteasehemmer sind derzeit die einzigen der drei Substanzbausteine, für die eine lebensverlängernde Wirkung, bedingt durch eine Suppression der Virusreplikation unter die Nachweisgrenze, bei der überwiegenden Mehrzahl der Patientinnen/Patienten, nachgewiesen werden konnte. Zur Zeit stehen sieben Proteaseinhibitoren zur Verfügung. Mit Atazanavir kommt ab 2003 ein neues PI-Präparat auf den Markt.

Verbesserungen in der Therapie

An einer Verbesserung der derzeit zur Verfügung stehenden Kombinationstherapien wird laufend gearbeitet. Trotz aller therapeutischen Erfolge und der subjektiven Verbesserung der Lebensqualität von vielen Menschen mit HIV/Aids besteht großer Behandlungsbedarf. Das Ziel der zufriedenstellenden langfristigen Ansprechraten liegt noch in weiter Ferne. Nimmt man die Versagerquote der antiretroviralen Therapien zusammen mit der zum Teil schwierigen Compliance und den mehr als lästigen Nebenwirkungen, zeigt sich sehr deutlich, wo und was verbessert werden kann. Außerdem ist die Halbwertzeit antiretroviraler Therapien verhältnismäßig kurz. Das bedeutet, dass bei etwa 50 % der behandelten Patientinnen/Patienten ein Medikament aufgrund besonders starker Nebenwirkungen oder einer deutlichen Unwirksamkeit ausgewechselt werden musste.

Das Ziel der Therapieverbesserungen ist über mehrere Wege zu erreichen:
– Erleichterung des Therapieregimes, d. h. möglichst viele der Medikamente sollten als tägliche Einmaldosis zur Verfügung stehen, wie dies bei *Lamivudin, 3 TC* und *Epivir* bereits der Fall ist.
– Reduzierung der bislang noch zu raschen Resistenzentwicklung. Dies gilt insbesondere für NNRTI, den nichtnukleosidanalogen reversen Transkriptase-Inhibitoren.

- Bei den Proteaseinhibitoren wird daran gearbeitet, dass die Wirksamkeit gegen resistente Virenstämme erhöht, die Nebenwirkungen reduziert und die Applikation (Verabreichungsform) vereinfacht wird.
- Neue Substanzen mit neuen Wirkprinzipien setzen darauf, möglichst früh in den Vermehrungszyklus der HI-Viren einzugreifen. Dieses Ziel steht im Mittelpunkt der Erforschung der sogenannten Fusionsinhibitoren.

Mit dem Präparat *Enfuvirtid* (T-20), das auf der Welt Aids Konferenz im Sommer 2002 in Barcelona vorgestellt wurde, und das in absehbarer Zeit, nach Abschluss des Zulassungsverfahrens, in den Handel kommen wird, steht solch ein Fusionshemmer zur Verfügung. Das Wirkstoffmolekül blockiert die Verschmelzung der HI-Viren mit den Wirtszellen, in die sie eindringen möchten, jenem für die Vermehrung der HI-Viren äußerst wichtigen Schritt.

Kombinationsvarianten

Kombinationen aus zwei nukleosidanalogen reversen Transkriptase-Inhibitoren mit einem oder zwei Proteaseinhibitoren

Diese Kombination führt im Vergleich zu zweifachen Nukleosidanaloga-Kombinationen zu einem stärkeren und länger anhaltenden Anstieg der CD4+-Zellen. Kombinationen mit Proteaseinhibitoren führen wie schon angemerkt vor allem zu einer größeren Wirksamkeit bei weit fortgeschrittenem Immundefekt. Nachteile ergeben sich aus dem Therapieregime, der Menge der einzunehmenden Tabletten und der beschriebenen Nebenwirkungen, vor allem Fettstoffwechselstörungen.

Kombinationen von Nukleosidanaloga mit nichtnukleosidanalogen reversen Transkriptase-Inhibitoren

Diese relativ neue Kombinationsform hat den Vorteil, dass die einzunehmende Tablettenanzahl geringer und die Dosierungsintervalle patientenfreundlicher sind, und dass es durch längere Halbwertszeiten zu geringeren Plasmaspiegelschwankungen kommt. Allerdings ist anzumerken, dass über Nachteile noch keine ausreichenden Erfahrungen vorliegen.

Kombinationen von drei Nukleosidanaloga

Die Vorteile auch dieser Kombinationsform liegen eindeutig in der einfachen Dosierung (minimal 2 x tgl. 2 Kapseln) und den geringen Interaktionen mit anderen Therapeutika. Zu bemerken ist jedoch, dass die antivirale Wirksamkeit bei niedriger Viruslast größer ist.

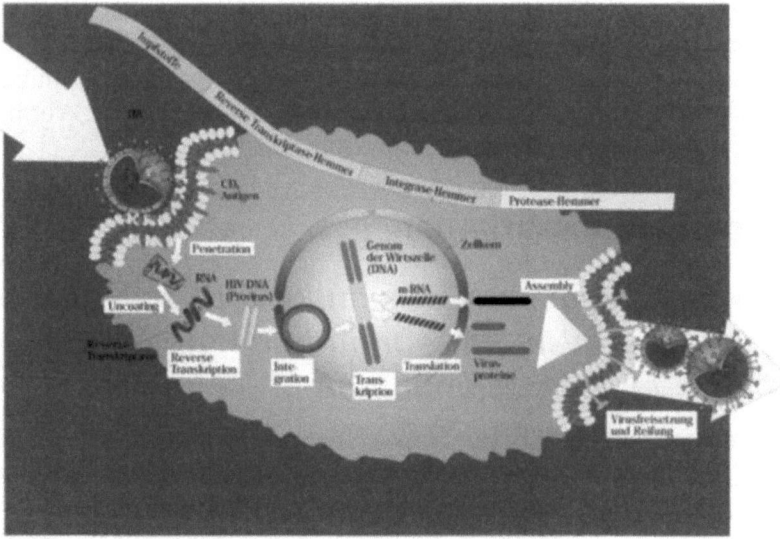

HIV Vermehrungszyklus und Therapiemöglichkeiten

Tabelle 5: Antiretrovirale Substanzen. Dosierungen sind für Patienten mit mehr als 60 kg Körpergewicht angegeben. Quelle: Univ. Prof. Dr. Robert Zangerle, Innsbruck (mit Ergänzungen der Autoren).

Medikament	Dosis	Einnahmeart
Reverse Transkriptase Inhibitoren/Nukleosidanaloga (NRTI)		
Abacavir	300 mg b. i. d.	± Mahlzeit
Didanosin*)	400 mg q. d.	nüchtern
Lamivudin	300 mg q. d.	± Mahlzeit
Stavudin	100 mg q. d.	± Mahlzeit
Zalcitabin	0,75 mg t. i. d.	± Mahlzeit
Zidovudin	300 mg b. i. d.	± Mahlzeit

Medikament	Dosis	Einnahmeart
Nukleotidanaloga (NtRTI)		
Tenofovir	300 mg q. d.	mit Mahlzeit
Nicht-Nukleoside (NNRTI)		
Delavirdin	400 mg t. i. d.	± Mahlzeit
Efavirenz	600 mg q. d.	± Mahlzeit
Nevirapin	200 mg b. i. d.	± Mahlzeit
Proteaseinhibitoren (PI)		
Amprenavir	1200 mg b. i. d.	± Mahlzeit
Atazanavir (ab 2003)	400 mg q. d.	mit Mahlzeit
Indinavir	800 mg t. i. d.	nüchtern
Nelfinavir	1250 mg b. i. d.	mit Mahlzeit
Ritonavir	600 mg b. i. d.	mit Mahlzeit
Saquinavir	1200 mg t. i. d.	mit Mahlzeit
Mit 100 mg Ritonavir verstärktes (boosted) Regime		
Amprenavir	600 mg b. i. d.	± Mahlzeit
Indinavir	800 mg b. i. d.	± Mahlzeit
Lopinavir	400 mg b. i. d.	mit Mahlzeit
Saquinavir	1000 mg t. i. d.	mit Mahlzeit

*) Bei Patientinnen/Patienten mit Körpergewicht unter 60 kg 250 mg (Didanosin) bzw. 75 mg (Stavudin).
**) ± Die Medikament müssen nicht unbedingt mit einer Mahlzeit eingenommen werden.
***) q. d. = 1 x täglich
b. i. d. = 2 x täglich
t. i. d. = 3 x täglich
q. i. d. = 4 x täglich

Eine hinreichende Immunrekonstitution bei Patientinnen/Patienten mit weit fortgeschrittenem Krankheitsstadium konnte mit Kombinationen ohne Proteaseinhibitoren bislang nicht belegt werden. Nur in Fällen, bei denen eine Therapie mit Proteaseinhibitoren oder NNRTI nicht einsetzbar ist, sollte die Alternative einer Kombination von drei Nukleosidanaloga erwogen werden.

Therapie-Problembereiche

Therapieversagen

Eine antiretrovirale Therapie kann dann als nicht wirksam eingestuft werden, wenn die Viruslast über den Nadir des Abfalls, das ist der tiefst messbare Punkt der Viruslast, ansteigt. Ein aktuelles Therapieversagen bedeutet jedoch nicht, dass jegliche Therapien erfolglos sind bzw. auch zukünftig sein werden. Eine unter veränderten Gesichtspunkten zusammengestellte Therapie kann durchaus wieder zu positiven Ergebnissen führen. Von einem fortschreitenden Versagen der Therapie ist auszugehen, wenn die Viruslast auf einen Wert ansteigt, der nur noch eine Zehnerpotenz unterhalb des Ausgangswerts liegt. Weiters liefern ein signifikanter Abfall der CD4+-Zellen oder eine klinische Progression deutliche Hinweise auf eine nicht ausreichende Wirksamkeit der Therapie. Bei einem bereits schwer angegriffenem Immunsystem bleibt aber zu berücksichtigen, dass trotz einer virologisch wirksamen antiretroviralen Therapie opportunistische Erkrankungen nicht zur Gänze ausgeschlossen werden können.

Compliance

Als eine wichtige Voraussetzung für die Wirksamkeit einer antiretroviralen Therapie gilt ein möglichst striktes Einhalten der Therapievorschriften. Vor allem aus diesem Grund laufen die Bestrebungen in der Entwicklung neuer Substanzen darauf hinaus, die Zahl der einzunehmenden Tabletten und die Frequenz der Einnahme zu verringern sowie mehrere Wirkstoffe in einer Tablette zusammenzuführen. Selbst bei Verringerung der Tabletteneinnahme auf zwei bis drei pro Tag bleibt die Compliance ein wichtiges Thema. Damit sie bestmöglich funktioniert, ist bereits vor Beginn der Therapie in Gesprächen zwischen Patientin/Patient und Ärztin/Arzt zu beschreiben, worauf die/der Patientin/Patient besonders zu achten hat und womit er/sie, was Nebenwirkungen betrifft, zu rechnen hat. Die geeignete Kombinationsform sollte, über die klinische Notwendigkeit hinaus, gemeinsam gefunden werden. Es ist sicherlich von großem Nutzen, wenn sich die/der Patientin/Patient um Unterstützung für ihre/seine Therapie bemüht. Das kann bei einer Uhr mit Weckfunktion beginnen und bei einem unterstützenden und aufmunternden Gespräch mit Freunden, dem Lebenspartner oder anderen Betroffenen enden. Je größer die Zahl der Unterstützungspfeiler für eine Therapie ist, umso größer wird die Wahrscheinlichkeit des Gelingens, d. h. einer funktionierenden Compliance sein. Dem behandelnden Arzt kommt dabei die Rolle des Informierenden und Erklärenden zu, vor allem auch, was die Einstellung der Therapie auf neue Substanzen und Präparate betrifft.

Therapie-Problembereiche

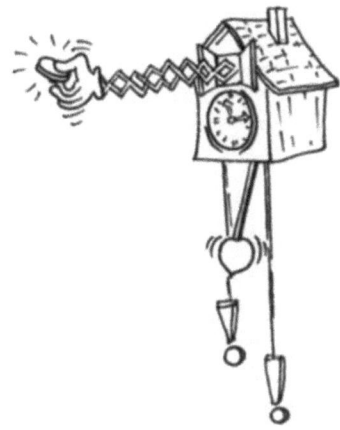

Wie die Kombinationstherapie wirkt, hängt auch davon ab, wie regelmäßig die Medikamente eingenommen werden.

Resistenzbildungen

Eine der Hauptursachen für das Therapieversagen liegt in der Resistenzentwicklung der eingesetzten Medikamente. In diesem Fall sind die Resistenzen zu bestimmen. Nur einen Wechsel der antiretroviralen Therapie vorzunehmen, wäre zu wenig. Mittels der funktionellen Testung der Virushemmung durch die eingesetzten Substanzen einerseits und durch den Nachweis der entsprechenden Resistenzmutationen andererseits kann die Wirksamkeit bzw. Unwirksamkeit von Medikamenten detailliert ermittelt werden. Nach wie vor wird aber die Durchführung einer HIV-Resistenztestung vor dem Beginn einer antiretroviralen Therapie noch nicht als zwingend notwendig angesehen. Besteht jedoch der Verdacht auf eine HIV-Infektion mit einem primär resistenten Virus, sollte vor Therapieaufnahme eine Resistenztestung durchgeführt werden. Ein primär resistenter Virus könnte von einem antiretroviral vorbehandelten Patientin/Patienten übertragen worden sein.

Nebenwirkungen

Die Mehrzahl der Patientinnen/Patienten verträgt die antiretrovirale Kombinationstherapie über einen langen Zeitraum ohne größere Probleme. Langzeitprobleme der HAART treten häufig erst nach mehreren Jahren der Therapie auf. Die Faktoren, die für das Zustandekommen verantwortlich sind, sind komplex und vielfältig und können weder einzelnen Substanzen noch typischen Kombinationen mit Sicherheit zugeordnet werden.

Tabelle 6: Die wichtigsten Langzeitnebenwirkungen. Quelle: J. R. Bogner in: AIDS – Die Auseinandersetzung geht weiter. Hoffmann/Jäger, Landsberg/Lech 2002.

Nebenwirkung	Früherkennung	Maßnahme
Arterielle Hypertonie	RR-Langzeitmessung	EKG, medikamentöse Behandlung
Biliäre Pankreatitis oder Cholezystitis	Jährlich Ultraschall zur Früherkennung neuer Gallensteine	Vermeidung von HAART, die mit Hämolyse oder Hyperbilirubinanämie verbunden ist
Depression	Regelmäßige gezielte Eigen- und Fremdanamnese	Medikamentöse oder psychotherapeutisch stützende Maßnahme
Erhöhte Blutfette	Nüchtern-Blutabnahme	Diät, Substanzwechsel, Lipidsenker
Erhöhter Blutzucker	Nüchtern-Blutabnahme, HbA1c, oraler Glukosetoleranztest	Diät, Diabetestherapie, ggf. Substanzwechsel
Gewichtabnahme trotz normaler Nahrungsaufnahme	S. und Laktatazidose	S. und Laktatazidose, Ausschluss opportunistischer Infektionen
Laktatazidose	Auch bei asymptomatischen Patienten: Bestimmung von Bicarbonat, Anionenlücke, Laktat	Asymptomatisch: abhängig von Höhe des Laktats; falls keine Azidose: engmaschige Kontrolle, bei Azidose: sofortige HAART-Pause
Leberwerterhöhung	Beobachtung	Ggf. HAART-Umstellung
Lipoatrophie	Vergleich von Messungen des Extremitätenumfangs vor und während der Therapie; Vergleich von Fotos des Gesichts	Evtl. Substanzwechsel, Muskeltraining zur Kompensation des Extremitätenumfangs, NewFill-Unterspritzung
Lipohypertrophie	Messung des Bauchumfangs	Wechsel von PI zu PI-freier Therapie
Pankreatitis	Instruktion des Patienten, sich bei abdominellen Beschwerden baldmöglichst vorzustellen	HAART-Pause, konventionelle Pankreatitis-Behandlung

Nebenwirkung	Früherkennung	Maßnahme
Polyneuropathie	Instruktion des Patienten, sich bei typischen Beschwerden vorzustellen; Nervenleitungsgeschwindigkeit, EMG	Dosisreduktion oder Ersatz der Substanzen, die am häufigsten mit PNP assoziiert sind
Störung von Libido und Potenz	Gonadotropinbestimmung	Ggf. Substitution bei Hypogonadismus; ggf. Umstellung der HAART

Tabelle 7: Empfohlene regelmäßige Untersuchungen „Sicherheitscheck" Quelle: J. R. Bogner in: AIDS – Die Auseinandersetzung geht weiter. Hoffmann/Jäger, Landsberg/Lech 2002.

Maßnahme	vierteljährlich	halbjährlich	jährlich
Zwischenanamnese	x		
Gewicht	x		
Vitalparameter (Puls, RR, Atemfrequenz, Temperatur)	x		
Messung von Bauchumfang, Hüftumfang, Armumfang, Beinumfang		x	
Blutbild	x		
Leberwerte	x		
Elektrolyte inklusive Chlorid; Anionenlücke		x	
Bikarbonat		x	
Laktat		x	
Blutfette nüchtern	x		
Blutzucker nüchtern	x		
HbA1c		x	
Gallenblasen-Ultraschall			x

Wechselwirkungen

Ein weiterer Grund für ein akutes Therapieversagen kann im Auftreten von sogenannten Wechselwirkungen liegen. Damit ist die mögliche Unverträglichkeit angesprochen, die zwischen Medikamenten der Kombinationstherapie und jenen, die für die Behandlung einer aufgetretenen opportunistischen Erkrankung verabreicht werden müssen, auftreten können. Entsprechend der Schwere der opportunistischen Erkrankung ist ihrer Behandlung selbstverständlich der Vorzug zu geben. Die Kombinationstherapie ist dann entsprechend umzustellen oder unter Umständen auch über einen gewissen Zeitraum auszusetzen.

In der Behandlung einer aufgetretenen Tuberkulose-Erkrankung kann es sein, dass sich die eingesetzten Medikamente nicht mit den Proteaseinhibitoren, die Bestandteil einer Kombinationstherapie sind, vertragen.

Auf alle Fälle ist es von unbedingter Notwendigkeit, dass die/der die HIV-Infektion behandelnde Ärztin/Arzt über eventuelle weitere Erkrankungen und entsprechende Medikamenten-Einnahmen informiert ist. Nur so ist eine funktionierende antiretrovirale Kombinationstherapie zu gewährleisten.

> Wenn ein akutes Therapieversagen auftritt, bedeutet dies in der Konsequenz keineswegs, dass die klinische Wirksamkeit der antiretroviralen Kombinationstherapie generell versagt. Unnötige Komplikationen können dadurch ausgeschlossen werden, wenn die/der behandelnde Ärztin/Arzt über die Einnahme aller Medikamente – aber auch über die Einnahme von Drogen informiert ist.

Neben Wechselwirkungen, die zwischen Medikamenten entstehen und deren Wirksamkeit beeinträchtigen können, sind auch jene Wechselwirkungen zu benennen, die im Zusammenhang mit der Einnahme von Drogen wie z. B. *Ecstasy* oder Drogensubstitutionsmittel wie *Methadon* auftreten können. Auch starker Alkoholkonsum kann unter Umständen zu Therapieversagen führen.

Postexpositionelle Prophylaxe (PEP)

Eine postexpositionelle Prophylaxe wird in der Hauptsache dann eingesetzt, wenn jemand aus beruflichen Gründen (Ärztinnen/Ärzte, Pflegepersonal) der Gefahr einer HIV-Infektion ausgesetzt war. Aber auch bei einer sexuellen Begegnung mit extrem hohem Ansteckungsrisiko wie bei ungeschütztem Analverkehr mit einem HIV-infizierten Partner, oder bei sogenannten Sexunfällen, wenn z. B. das Kondom gerissen ist, kann eine medikamentöse Prophylaxe erwogen werden. Die Möglichkeit, sich einer PEP zu unterziehen, sollte jedoch unter keinen Umständen zu leichtsinnigem Verhalten verführen. Unter einer Postexpositionellen Prophylaxe ist keinesfalls so etwas wie eine *Pille danach* zu verstehen.

Die Medikamente, die im Rahmen der Prophylaxe über einen Zeitraum von mindestens vier Wochen eingenommen werden müssen, sind dieselben, die auch im Rahmen einer Kombinationstherapie verschrieben werden.

Um mit der Postexpositionellen Prophylaxe eine bestmögliche Wirkung zu erzielen, muss damit innerhalb der ersten zwei Stunden nach dem Risikokontakt begonnen werden. Innerhalb der ersten 24 Stunden ist es noch sinnvoll, sie einzusetzen, ab einem Zeitraum von 72 Stunden nach dem möglichen Risikokontakt wird sie nicht mehr angewendet. Die Medikamente für die Prophylaxe dürfen nie ohne ärztliche Abklärung eingenommen werden.

> Nach einem möglichen Risikokontakt dürfen ohne ärztliche Konsultation keine antiretroviralen Medikamente im Sinne einer Postexpositionellen Prophylaxe eingenommen werden.

Begleiterkrankungen

Das HIV wird in der Hauptsache durch ungeschützten Geschlechtsverkehr und durch das gemeinsame Benützen von verunreinigtem Spritzbesteck bei intravenösem Drogenkonsum übertragen (vgl. Seite 66). Als Begleiterkrankungen können dementsprechend neben der Drogenabhängigkeit hauptsächlich sexuell übertragbare Krankheiten sowie andere Viruserkrankungen (Hepatitis) und Tuberkulose auftreten. Jede HIV-Infektion schwächt das Immunsystem und erhöht dadurch die Anfälligkeit für andere Krankheiten.

Sexuell übertragbare Krankheiten

Ungeschützter Geschlechtsverkehr (Anal-, Vaginal- und Oralverkehr) gilt als hauptsächlicher Übertragungsweg für sexuell übertragbare Krankheiten. Einige Erreger können aber auch durch Stimulieren mit der Hand (Petting) oder über andere Wege (Küssen, enger Körperkontakt) übertragen werden.

Die ersten Symptome bei sexuell übertragbaren Krankheiten sind sich ziemlich ähnlich. Die auffälligsten finden Sie hier aufgelistet:
- Brennen beim Wasserlassen (Urinieren)
- Ungewöhnliche Rötungen der Geschlechtsteile
- Ausfluss aus Scheide oder Glied
- Schmerzen im Genitalbereich oder Unterbauch
- Hautveränderungen oder Geschwüre an Glied, Scheide, After oder im Mund- und Rachenraum
- Geschwollene Lymphknoten in der Leistenbeuge.

Fast alle sexuell übertragbaren Krankheiten können auch bei Menschen mit einer HIV-Infektion erfolgreich behandelt werden.

> Bei Patientinnen/Patienten mit fortgeschrittenem Immundefekt kann es zu einem schwierigeren Krankheitsverlauf kommen. Je rascher eine ärztliche Behandlung einsetzt, umso größer ist die Chance auf Heilung.

Tabelle 8: Sexuell übertragbare Krankheiten, die am häufigsten vorkommen

Krankheit	Übertragungsweg	Anmerkung	Schutzimpfung
Viral übertragen			
Hepatitis B	Meist ungeschützter Geschlechtsverkehr	Bei Menschen mit HIV/Aids häufig chronischer Verlauf	ja
Herpes	Kontakt mit Körperflüssigkeiten	Bei geschwächtem Immunsystem möglicher bedrohlicher Krankheitsverlauf	nein
Feigwarzen	Ungeschützter Geschlechtsverkehr	Um Komplikationen zu vermeiden, ist rascher Behandlungsbeginn wichtig	nein
Bakteriell übertragen			
Gonorrhoe (Tripper)	Ungeschützter Geschlechtsverkehr	Beschwerden sind meist nur geringfügig. Unbehandelt kann es zu nachhaltigen Folgeerscheinungen kommen	nein

Krankheit	Übertragungsweg	Anmerkung	Schutzimpfung
Chlamydia Trachomatis	Ungeschützter Geschlechtsverkehr	Häufig beschwerdelos. Unbehandelt kann es zu nachhaltigen Folgeerscheinungen kommen	nein
Syphilis (Lues)	Meist ungeschützter Geschlechtsverkehr; Kontakt mit Körperflüssigkeiten	Rascherer Verlauf bei Menschen mit HIV/Aids	nein
Urea Plasma urealyticum (Harnröhren-Prostata-Nierenbeckenentzündung)	Ungeschützter Geschlechtsverkehr	Bei geschädigtem Immunsystem kann es zu weitreichenden Krankheitsbildern kommen	nein
Ulcus molle (weicher Schanker)	Ungeschützter Geschlechtsverkehr		nein
Bakterielle Vaginose	Ungeschützter Geschlechtsverkehr	Beschwerden häufig nur geringfügig	nein
Durch Pilze übertragen			
Candidosen	Ungeschützter Geschlechtsverkehr	Bei geschwächtem Immunsystem kann sich Infektion über den gesamten Körper ausbreiten	nein

Hepatitis

Hepatitis (Gelbsucht) ist eine entzündliche Erkrankung der Leber, die durch Viren, die sich in den Leberzellen vermehren, hervorgerufen wird. Von den heute bekannten Virustypen A, B, C, D und E treten die Typen A, B und C am häufigsten auf.

Die Symptome umfassen zumeist Appetitlosigkeit, anhaltende Übelkeit, dunkle Färbung des Urins und fallweise auch Fieber oder Gelbfärbung der Haut, wenn sich die Leber vergrößert. Der Verlauf einer Hepatitis-Infektion kann akut oder chronisch verlaufen. In vielen Fällen bleiben Hepatitis B- und vor allem Hepatitis-C-Infektionen unerkannt. Akute Erkrankungen heilen nach etwa zwei Monaten aus;

chronische Krankheitsverläufe können zu einem dauerhaften Leberschaden führen.

Hepatitis A

Hepatitis A wird in der Regel durch Lebensmittel und verunreinigtes Wasser übertragen. In Seewasser bleibt das Hepatitis A-Virus (HAV) vier Wochen lang infektiös. Bei der Hepatitis A handelt es sich um eine typische Reisekrankheit. Eine parenterale Übertragung tritt sehr selten auf.

Der Nachweis wird mittels eines HAV-Antigen-/Antikörpertests durchgeführt. Bei schwererem Verlauf wird Bettruhe verordnet, Alkoholverbot wird generell angeordnet. Die Inkubationsdauer beträgt zwei bis sieben Wochen, die Infektiösität tritt allerdings schon ein bis zwei Wochen vor Krankheitsausbruch auf.

Eine Aktivimpfung (auch Kombiimpfung gegen HAV und HBV ist möglich) steht zur Verfügung und wird vor allem bei Reisen in Endemiegebiete (weite Teile der Dritten Welt) empfohlen. Es werden zwei Impfungen im Abstand von vier bis sechs Wochen durchgeführt und in der Regel eine Auffrischung nach einem Jahr. Der Impfschutz hält etwa zehn Jahre an.

Hepatitis B

Sie ist seit 1970 bekannt und wird hauptsächlich durch Blut und Blutprodukte sowie andere Körperflüssigkeiten wie Sperma, Speichel und Urin übertragen. Anders als das HIV kann das HBV auch durch Küssen übertragen werden.

Der Nachweis wird mittels eines HBV-Antigen-/Antikörpertests durchgeführt.

Eine akute HBV-Infektion heilt bei Erwachsenen in 80–90 % aller Fälle aus, oft wird sie gar nicht wahrgenommen. Bei Kindern ist die Chronifizierungsrate jedoch höher, besonders bei Säuglingen. Parenterale Übertragung ist möglich.

Bei einer HBV-Infektion bestimmt nicht das Virus, sondern die Reaktion des Immunsystems den Ausgang. Ist das Immunsystem stark genug, das heißt, es sind ausreichend T-Zellen vorhanden, kann das Virus entfernt werden. Bei einer Unterfunktion des Immunsystems kommt es zu einer chronischen Infektionserkrankung.

Eine Aktivimpfung gegen HBV (auch Kombiimpfung gegen HAV und HBV ist möglich) steht zur Verfügung. Der Impfschutz hält etwa zehn Jahre an.

Hepatitis C

Das Hepatitis C-Virus (HCV) löst in der Leber Entzündungsprozesse aus, es vermehrt sich sehr schnell und verändert ständig sein Aussehen, was zu Irritationen des Immunsystems führt. Das Immunsystem muss sich immer wieder aufs Neue auf die Suche nach dem Virus machen. Die hohe Wandlungsfähigkeit des Virus ist auch der Grund dafür, warum es noch keinen Impfstoff gibt. Übertragen wird das HCV in erster Linie durch Blut und Blutprodukte, in eher seltenen Fällen durch sexuelle Kontakte.

Nach einer Inkubationszeit von ein bis sechs Monaten treten in wenigen Fällen grippeartige Symptome wie Kopfschmerzen, Gliederschmerzen und Übelkeit auf. Gelbfärbungen von Haut, Augen und Stuhl sowie Dunkelfärbung von Blut sind eher selten. Die HCV-Infektion wird meistens bei Routine-Blutuntersuchungen anhand von auffälligen Enzymwerten oder im Rahmen der Behandlung einer anderen Krankheit zufällig entdeckt. Nach kurzer Zeit verschwinden die Beschwerden wieder und man bleibt über viele Jahre beschwerdefrei. Bei 10 bis 20 % heilt die Infektion ohne Therapie aus. In den meisten Fällen ist das Immunsystem jedoch nicht in der Lage, das HCV aus eigener Kraft zu bekämpfen.

Tuberkulose

Die Tuberkulose (Tbc), auch Schwindsucht genannt, ist eine der weltweit am häufigsten auftretenden Infektionskrankheiten. Bis vor wenigen Jahren ist die Tbc in den Ländern West-, Nord- und Mitteleuropas kaum mehr aufgetreten. Ausschlaggebend dafür sind die verbesserten Lebensbedingungen und die erhöhten Hygienestandards sowie wirksame medikamentöse Behandlungsmöglichkeiten. Gegenwärtige ist diese chronisch verlaufende Infektionskrankheit jedoch – auch in unseren Breiten – wieder im Vormarsch begriffen. In den Ländern Osteuropas ist die Krankheit, den Lebensbedingungen entsprechend, weit verbreitet. Von dort greift sie auch auf Mittel- und Westeuropa über.

In der Regel erfolgt die Ansteckung durch die Einatmung infizierter Speicheltröpfchen. Als Erreger gilt das Myobakterium tuberculosis, in seltenen Fällen auch das Myobakterium bovis (in Rohmilch). Nach der Infektion entsteht in der Lunge (selten an der Haut oder im Darm) im Laufe von mehreren Wochen (bis zu sechs) eine kleine knötchenförmige Entzündung, der sogenannte Primärkomplex, der nur in wenigen Fällen Beschwerden verursacht. In knapp 90 % aller Krankheitsfälle bleibt er das einzige Zeichen der Tuberkulose.

Ist der Organismus jedoch in seiner Abwehrkraft geschwächt, besteht die Möglichkeit, dass die Bakterien über die Blutbahn in den Körper gelangen. Als Folge davon schwellen die Lymphknoten der Lunge an, oder es kommt zu einer Entzündung des Rippenfells, des Herzbeutels, der Hirnhäute (Meningitis), oder der Lunge. Die Bakterien können im Primärkomplex – von Blutabwehrzellen ringartig eingeschlossen – lange im Körper überleben. Ob die Krankheit später ausbricht, hängt von der Abwehrlage des Körpers ab. Neben Mangelernährung, Stress, Alkoholismus, Drogenkonsum und Tumorerkrankung kann auch eine HIV-Infektion Grund für ein spätes Ausbrechen sein. Bei HIV-infizierten Drogenabhängigen verdoppelt sich die Infektionswahrscheinlichkeit und wird in der Regel erst sehr spät mit einer Therapie begonnen.

Zum Ansteckungsrisiko ist zu sagen, dass infizierte Menschen die Bakterien nur dann weitergeben, wenn die Tuberkuloseherde eine Verbindung nach außen haben, wenn etwa in der Lunge Tuberkelhöhlen aufbrechen und Bakterien über die Atemwege nach außen kommen. Den ansteckenden Zustand der Tuberkulose nennt man offene Tbc.

Im Frühstadium verläuft eine Tuberkulose meistens völlig unauffällig, das heißt ohne Krankheitsanzeichen. In wenigen Fällen treten grippale Beschwerden wie Müdigkeit, Schwäche, Appetitlosigkeit, leichtes Fieber, Gewichtabnahme, Nachtschweiß auf. Husten, das Hüsteln mit wenig Auswurf, ist ein typisches Syndrom.

Der Nachweis einer Infektion erfolgt durch einen einfachen Hauttest. Mittels eines Stempels wird Tuberkulin (Stoffwechselprodukte der Erreger) unter die Haut gebracht. Hat der Körper bereits Bekanntschaft mit dem Bakterium gemacht, so besitzt er Abwehrzellen gegen Tuberkulin, die er innerhalb weniger Tag aktiviert. Diese Aktivierung ist als Rötung und kleine Schwellung wahrnehmbar.

Menschen mit einer HIV-Infektion sollen die Nähe von Tuberkulose-Patientinnen/Patienten und Reisen in Endemiegebiete (Südostasien und Afrika) weitgehend meiden, sich aber zumindest einer vorbeugenden Behandlung mit dem Tbc-Medikament *Isoniazid* über einen Zeitraum von sechs bis zwölf Monaten unterziehen.

Die wichtigsten Verhaltensregeln für Tbc-Patientinnen/Patienten lauten:

- Beim Husten ein frisches Taschentuch vor den Mund halten.
- Die Räume gut lüften, damit die in der Luft schwebenden Bläschen hinausgeweht werden.
- Weder Gläser noch Besteck und Teller anderer Menschen benützen.
- Keine Mund zu Mund-Berührung, z. B. beim Küssen.
- Die Wohnräume sind sauber zu halten. Dabei ist feuchtes Putzen und Wischen erforderlich und das Aufwirbeln von Staub zu vermeiden.

*Der Mensch ist das,
woran er glaubt.*
Anton P. Tschechow

4. Betroffene Gruppen

Es liegt an den Männern

Weltweit leben etwas mehr Männer mit HIV/Aids als Frauen. In den meisten Regionen der Erde machen die Männer sogar zwei Drittel aus. Seit Beginn der Epidemie sind mehr als neun Millionen Männer an Aids gestorben. Über 70 % der HIV-Infektionen weltweit resultieren aus Sex zwischen Männern und Frauen, knapp 10 % der HIV-Infektionen weltweit werden durch Sex zwischen Männern übertragen. Ca. 5 % der HIV-Infektionen betreffen i. v.-Drogenkonsumenten, davon sind wiederum vier Fünftel Männer. Auf die Situation in Österreich bezogen heißt das, zwei Drittel der in Österreich mit HIV infizierten Menschen sind Männer. Bei Personen, die bereits an Aids erkrankt sind, beträgt der Männeranteil mehr als 80 %. Davon haben sich 48 % über homosexuelle Kontakte, 7 % über heterosexuelle und 22 % über i. v.-Drogenkonsum infiziert. Diese Zahlen sind nicht nur statistisch erfasste Größen, sondern zeigen in sehr deutlicher Sprache auf, dass die Überträger des HIV in der Hauptsache Männer sind. Das wiederum führt zu der Erkenntnis, dass eine Änderung der epidemiologischen Zahlen in der Verbreitung von HIV nur dann eintritt, wenn Männer bereit sind, ihr Verhalten zu ändern. Im Wissen um diese Zusammenhänge und im verzweifelten Kampf um die weltweit stark steigenden Infektionszahlen hat der Weltsicherheitsrat gemeinsam mit der Weltgesundheitsorganisation im Jahr 2000 eine Kampagne unter dem Motto *Men Make a Difference* gestartet, die 2001 unter dem Motto *I care ... do you?* fortgesetzt wurde.

Die dargestellten Zahlen sind weder ein Zufallsbefund noch eine Laune der Natur, sondern die Konsequenz, die sich aus Anatomie und Biologie der Geschlechter ergibt. Im männlichen Sperma kommt das HIV in einer größeren Konzentration als im Scheidensekret der Frau vor. Die Schleimhäute im Vaginalbereich der Frau sind größer und für Verletzungen anfälliger als die am Penis des Mannes. Am empfindlichsten sind die Schleimhäute im Analbereich.

Das Kondom gilt nach wie vor als einziger Schutz vor dem Risiko einer HIV-Übertragung durch Geschlechtsverkehr. Über Kondome wird sehr viel geschrieben und gesprochen, und sie werden auch in großen Mengen verteilt und verkauft. So wurden zum Beispiel in Deutschland im Jahr 2001 knapp 200 Millionen Kondome verkauft, um 4,4 % weniger als im Vorjahr. Kondome nützen aber nur dann etwas, wenn sie im entscheidenden Moment auch verwendet werden.

Die häufigsten Risikosituationen, wie sie in Beratungsgesprächen geschildert und als Umfrageergebnisse erfasst werden, entstehen vor dem Hintergrund folgender Dispositionen:
– Unerfahrenheit und mangelndes Problembewusstsein
– Einfluss von Alkohol und anderen Drogen
– Verdrängung der Infektionsrisiken
– Ermüdung im Einhalten der Safer Sex Regeln
– Bewusster Verzicht auf Schutzmaßnahmen unter dem Motto *no risk no fun*.

Ein riskanter Kontakt entsteht in den allermeisten Fällen aus dem Zusammenspiel mehrerer Faktoren, die auf beide Partner beeinflussend wirken, oder von beiden Partnern beeinflusst werden. Es spielt eine nachgeordnete Rolle, ob es sich dabei um ein Verhältnis zwischen Männern und Frauen, oder zwischen Männern handelt.

Die Frage nach der Infektionsursache beschäftigt die allermeisten von HIV und Aids betroffenen Menschen über einen längeren, wenn nicht sogar über einen sehr langen Zeitraum. Von den wenigen Ausnahmen abgesehen, die sich entweder auf Grund einer beruflichen Exposition oder durch Blut und Blutprodukte mit HIV infiziert haben, hat sich der Großteil über sexuelle Kontakte, oder über verunreinigtes Spritzbesteck beim intravenösen Konsum von Drogen angesteckt. Die faktische Ursache kann somit als geklärt angesehen werden. Schwieriger verhält es sich in vielen Fällen, wenn die Infektionsursache zu personalisieren ist, d. h. wenn dem anderen Menschen ein Gesicht gegeben wird. Der Blick in dieses Gesicht fällt deshalb oft so schwer und ist mitunter sehr schmerzvoll, weil damit auch der Blick auf sich selbst wahrhaftig wird und unter Umständen etwas aufzeigen kann, das mit der gelebten und gezeigten Wirklichkeit nicht im Einklang steht, das im Verborgenen spielt und verdrängt wird. Sich dem Blick in das Verborgene zu stellen, kann den Umgang mit Infektion und Krankheit durchaus erleichtern. Oft genügt ein Beratungsgespräch beim Arzt oder in der Aidshilfe, um einen Verarbeitungsprozess in Gang zu setzen, gar nicht so selten wird aber eine therapeutische Hilfe, die sich über einen längeren Zeitraum erstreckt, notwendig. Ziel aller Bemühungen soll sein, die Tatsache der HIV-Infektion oder der Erkrankung möglichst weitgehend in das Alltagsleben integrieren zu können.

Männer, die Sex mit Frauen haben

Wenn Familienväter, Ehemänner und Lebenspartner mit der Diagnose HIV-positiv konfrontiert sind, neigen sie in der Tendenz dazu, vor einer Auseinandersetzung zu fliehen und den Schein der Normalität so weit und so lange wie möglich aufrechtzuerhalten. Dieses Verhalten, so wissen es Therapeutinnen/Therapeuten, Präventivmedizinerinnen/-mediziner und Soziologinnen/ Soziologen ist als generell anzusehen und nicht nur auf übertragbare Krankheiten bezogen. Bei HIV/Aids erschwert sich die Situation durch den moralischen Stempel, der der Krankheit aufgedrückt wurde und der auf jeden abfärbt, der an einer HIV-Infektion erkrankt. Wobei, und das sei an dieser Stelle besonders hervorgehoben, die gesellschaftliche Ächtung weit größer ist als sie im persönlichen Umgang zum Ausdruck gebracht wird. Treue ist in unserer Gesellschaft nach wie vor ein hoher Wert, was Umfragen nach, auch so bleiben soll. Das individuelle Versagen vor diesem Wert, sei es aus grundsätzlichen Erwägungen oder aus einer isolierten Situation heraus, steht dazu in einem deutlichen Kontrast und führt wie bei der Diagnose einer HIV-Infektion zu einem scheinbar nicht zu lösenden Konflikt. So kann ein Seitensprung oder der Kontakt mit einer Prostituierten an welchem Ort der Welt auch

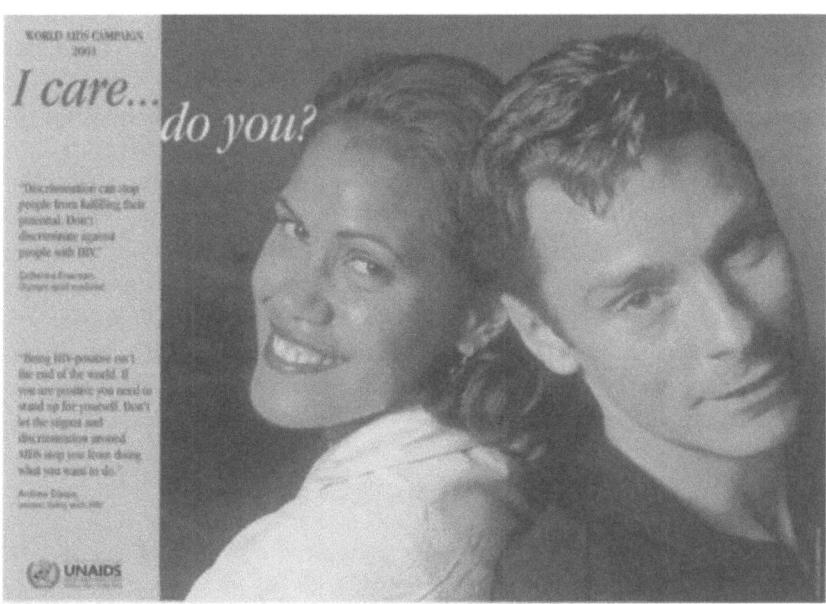

immer nicht weiter verdrängt und verleugnet werden. Es ist ein allgemein menschliches Verhalten, Dinge zu verschleppen, obwohl wir wissen, dass die daraus entstehenden Probleme mit jedem Tag größer werden. Wenn Sie sich in solch einer Zwangslage befinden, nutzen Sie die erstbeste Gelegenheit zu einem ausführlichen Gespräch mit einem vertrauten Menschen, sprechen Sie mit Ihrem Arzt oder besuchen Sie eine entsprechende Beratungsstelle (Adressen im Anhang S. 141). Denken Sie dabei immer auch an das Risiko, dass Verschweigen und Verdrängen auch die Partnerin oder Ehefrau gefährden kann, sofern Sie kein Kondom verwenden, weil es Ihnen an einer handfesten Begründung mangelt, warum Sie eines verwenden sollten.

Männer, die Sex sowohl mit Frauen als auch mit Männern haben

Männer, die neben sexuellen Kontakten mit Frauen auch Kontakte mit Männern haben, sind in aller Regel besonderen Risikosituationen ausgesetzt. Dies vor allem deshalb, weil über die gleichgeschlechtlichen Anteile der eigenen Sexualität ein breiter Mantel des Schweigens gehüllt wird. Wie wir aus der angewandten Präventionsforschung wissen, verringern sich die Risikokontakte in dem Maß, in dem das Bewusstsein dem eigenen Sexualverhalten gegenüber wächst. Wer sich seiner selbst und gegenüber dem was er tut, bewusst ist, läuft seltener Gefahr, sich einem risikoreichen Kontakt auszusetzen. Der Übertragungsweg mit dem größten Risiko liegt im ungeschützten Analverkehr. Geben Sie sich niemals der Illusion hin, dass der Mann, der einen Kontakt ungeschützt vollziehen möchte, oder gar darauf dringt, dies mit dem Wissen um jegliches nicht vorhandene Risiko tun kann. Wenn Sie das Gefühl haben, einem Risiko ausgesetzt gewesen zu sein, zögern Sie nicht, Ihren HIV-Status testen zu lassen. Wenn ein HIV-positives Testergebnis vorliegt, teilen Sie das Ihrer Ehefrau oder Partnerin möglichst umgehend mit. Auch hier gilt, je rascher, umso besser, und vertrauen Sie sich jemandem an, von dem Sie sich wirkliche Hilfe erwarten können.

Männer, die Sex mit Männern haben

Ob Sie sich als schwuler Mann, als homosexueller Mann, als gleichgeschlechtlich Liebender oder Lebender, ob Sie sich als Ledermann, als Tunte oder Transe begreifen, oder als eine Mischung daraus – für alle gilt dieselbe Botschaft: eine HIV-Infektion ist und bleibt eine chronische Krankheit, und die laufend verbesserten Behandlungsmöglichkeiten ändern nichts an der Schwere der Erkrankung. Und noch etwas gilt für alle gleich: Wer sich selbst schützt, schützt damit auch die anderen.

Von Anfang an zählten homosexuelle Männer zu den am meisten gefährdeten Gruppen – ein Umstand, der sich bis heute nicht geändert hat. Dies wahrscheinlich deshalb, weil zum einen safer sex-Verhalten immer wieder aufs Neue zu trainieren ist, weil zum anderen die Ausbildung sexueller Identität und selbstbewusster Haltung oftmals ein langwieriger Prozess ist, und weil sich drittens eine Gegenbewegung zu safer sex, das sogenannte *Barebacking* entwickelt hat, wobei bewusst auf Schutzmöglichkeiten verzichtet wird. Es ist hier nicht der Platz, um die Hintergründe dieser Entwicklung wie etwa verfehlte Präventionsarbeit oder die verzweifelte Suche nach dem besonderen Kick auszuleuchten und zu erörtern. Betont sei aber in aller Deutlichkeit, dass sich die Beteiligten beim bewussten Verzicht auf das Kondom in dem Moment, wo er vollzogen wird, nicht immer im Bewusstsein der gesamten Tragweite ihres Handelns sind.

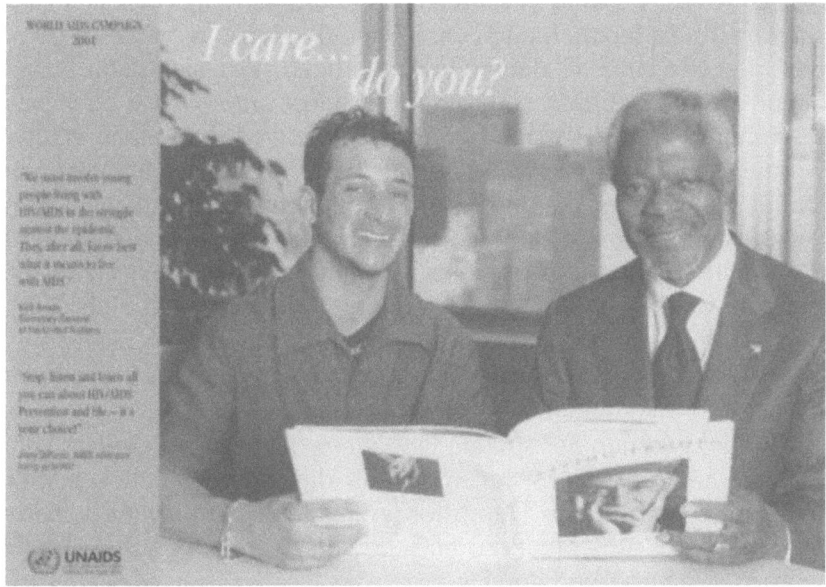

Es ist keinesfalls außergewöhnlich, wenn die Konfrontation mit einem HIV-positiven Testergebnis zu einem Absinken sexueller Lust oder gar zu vorübergehender Impotenz führt. Die Diagnose einer chronischen Erkrankung führt zumindest unmittelbar nach dem Bekanntwerden in den allermeisten Fällen zu einer Veränderung in der Wahrnehmung des eigenen Körpers und entsprechend auch des Selbstwertgefühls. Was wie eine große Selbstverständlichkeit wahrgenommen wurde – das Funktionieren des eigenen Körpers, wie wir es im Laufe der persönlichen Entwicklung erfahren haben – scheint mit einem Schlag zunichte gemacht worden zu sein. Zumindest berichten es viele Menschen, die eine solche Diagnose zu verarbeiten haben, auf diese oder ähnliche Weise. Gegenwärtig findet eine HIV-Infektion fast ausschließlich über sexuellen Kontakt statt. Dieser Umstand birgt für den Betroffenen ein doppeltes Gewicht. Zum einen haftet sexuell übertragbaren Krankheiten nach wie vor etwas Moralgefärbtes an, zum anderen wird die Angst spürbar, womöglich jemanden infizieren zu können und damit dessen Gesundheit zu gefährden. Diese Angst, so weiß man aus vielen Gesprächen, lässt sich nicht so leicht besiegen. Dafür ist Zeit und Geduld notwendig. Hier erweist sich die große Anpassungsfähigkeit des menschlichen Wesens an veränderte Umstände ein weiteres Mal als sehr hilfreich. Wie lange jemand braucht, ehe das innere Gleichgewicht wieder gefunden worden ist, hängt von vielen individuellen Faktoren und Umständen ab, ist letztlich auch eine Frage des Typs. Es spielt auch keine Rolle, wie lange es dauert, viel wichtiger ist es, sich dafür ausreichend Zeit zu nehmen und sich nicht selbst unter Druck zu setzen. Je weniger dieser Anpassungsprozess forciert wird, umso stabiler wirkt er danach. Was aber keinesfalls heißt, dass diese Stabilität von Dauer sein könne. Alle unsere Empfindungen sind stets Schwankungen ausgesetzt, im besonderen Maße gilt das entsprechend auch für die Wahrnehmung unseres Selbstwertgefühls. Der von HIV/Aids betroffene Mensch ist deshalb kein anderer Mensch. Was sich verändert hat, liegt auf der Ebene des Verhältnisses zwischen Gesundheit und Krankheit sowie auf der Ebene gewisser Vorsichtsmaßnahmen im sexuellen Verhalten.

Mit dem Erlernen des strikten Einhaltens der safer sex-Regeln kehrt zumeist auch die Selbstsicherheit und die innere Balance zurück. Die große persönliche Herausforderung liegt dann zumeist darin, immer wieder aufs Neue zu entscheiden, wem sage ich es wann, wem sage ich es überhaupt.

Es überhaupt nicht oder erst spät mitzuteilen, kann zu einer schweren seelischen Belastung führen, die sich auch nachteilig auf den Gesamtzustand auswirken kann. Nicht zuletzt kann das alleinige und ausschließliche Befolgen der safer sex-Regeln zu einer Überbelastung und schließlich zum Verzicht des gewünschten verantwortungsvollen Handelns führen. Darüber zu reden ist allein kein Schutz, aber es hilft, sich im richtigen Moment zu schützen.

> Sich zu schützen heißt immer auch, den anderen zu schützen.

Für homosexuelle Männer gibt es in Wien wie in den Landeshauptstädten neben den Homosexuellen-Initiativen (HOSI) auch in den Aidshilfen spezielle Beratungen (Adressen im Anhang S. 144).

Frauen mit HIV/Aids

HIV-positive und an Aids erkrankte Frauen leben oft sehr zurückgezogen in der Anonymität. Zum Schutz der Kinder, Partner oder Angehörigen vermeiden sie den offenen Umgang mit der Infektion und im Vergleich zu homosexuellen infizierten Männern, die in der Regel gut vernetzt sind, verfügen sie über wenig bis gar keine Kontaktmöglichkeiten zu anderen betroffenen Frauen. In unserer Gesellschaft befinden sich Frauen häufiger als Männer in der sozialen Versorger-Rolle, sei es als Ehefrau und Partnerin, als Mutter, als Pflegende für Angehörige oder sei es, dass sie selbst in einem Helferberuf tätig ist. Für sich selbst nehmen sie in der Regel wenig Hilfe und Unterstützung in Anspruch und versuchen, mit ihren Problemen alleine fertig zu werden.

Der Selbsthilfeverein H. I. V. zur Unterstützung HIV-positiver und aidskranker Frauen (Adresse im Anhang S. 143) hat es sich zur Aufgabe gemacht, diesen Kreislauf zu durchbrechen und die Isolation aufzuheben. Der Verein bemüht sich, ein Netzwerk zwischen betroffenen Frauen aufzubauen um den Austausch, die Aktivitäten und die Unterstützung untereinander zu fördern.

Eine weitere Möglichkeit der Begegnung schafft das Internet. Die Aids-Hilfen Österreichs haben eine Kontaktbörse (Adresse im Anhang S. 161) eingerichtet, in der Betroffene, Frauen wie Männer untereinander anonym und unverbindlich Kontakte knüpfen können.

HIV-Infektion und frauenspezifische Erkrankungen

Obwohl in Untersuchungen festgestellt wurde, dass Frauen weitaus weniger HI-Viren im Körper haben als Männer, unterscheiden sich Krankheitsverlauf und Prognose nicht grundsätzlich davon, wie sie sich bei Männern darstellen. Der Vollständigkeit halber muss jedoch gesagt werden, dass bislang zuwenig Anstrengungen hinsichtlich frauenspezifischer Aidsforschung unternommen wurden. Entsprechend vernachlässigt blieben deshalb frauenspezifische unerwünschte Wechsel- und Nebenwirkungen bei HIV-Erkrankungen. Behandlung und Therapie bei Frauen wurde weitgehend nach den Erfahrungen, die hauptsächlich aus Studien mit männlichen Betroffenen gewonnen wurden, angewendet. Erst seit kurzem werden verstärkt Anstrengungen unternommen, die frauenspezifische HIV- und Aidsforschung zu intensivieren. Insbesondere handelt es sich um gynäkologische Beschwerden und Erkrankungen, die frauenspezifisch im Verlauf einer HIV-Infektion auftreten können:
– Menstruationsstörungen
– Hormonstörungen
– Infektionen im Genitalbereich
– Erhöhung des Gebärmutterhalskrebsrisikos.

Daher ist es besonders wichtig, dass sich Frauen mit HIV/Aids regelmäßig, nach Expertenauffassung halbjährlich, gynäkologischen Kontrolluntersuchungen unterziehen.

Schwangerschafts- bzw. Infektionsverhütung bei HIV-positiven Frauen

Wenn der Schutz vor einer ungewollten Schwangerschaft gleichzeitig Schutz vor einer Infektion mit dem HI-Virus gewährleisten soll, bleiben nur die Barrieremethoden Kondom und Femidom als Möglichkeiten übrig. Ist ein absolut zuverlässiger Empfängnisschutz erwünscht, ist die Kombination mit der Anti-Baby-Pille zu empfehlen. Dabei ist jedoch zu beachten, dass die Wirkung der Pille durch Einnahme der antiretroviralen Medikamente unter Umständen vermindert werden kann. Auf alle Fälle wichtig ist die Abklärung durch den Arzt, um unerwünschte Interaktionen zwischen den Medikamenten zu verhindern. Die *Spirale* wird HIV-positiven Frauen nicht empfohlen, da es häufig zu Blutungsstörungen kommt und damit die Gefahr von Genitalinfektionen begünstigt wird. Das Diaphragma wird kontrovers beurteilt, weil die antispermizide Creme, die zusätzlich verwendet werden muss, eventuell zu Reizungen führen kann.

HIV-Infektion und Schwangerschaft

Noch vor wenigen Jahren wurde HIV-positiven Frauen von einer Schwangerschaft abgeraten, da aus medizinischer Sicht das Risiko einer Ansteckung für das Kind zu hoch war, lag doch die Ansteckungsrate bei etwa 30 %. Heute entscheiden sich viele HIV-positive Frauen für ein Kind, da aufgrund der medizinischen Fortschritte die HIV-Übertragung von der Mutter auf das Kind auf ein bis zwei Prozent gesenkt werden konnte.

Um als HIV-positive Frau ein gesundes Kind auf die Welt zu bringen, sind jedoch umfangreiche spezielle medizinische Spezialmaßnahmen erforderlich. Das HI-Virus kann während der Schwangerschaft, während der Geburt und nach der Geburt übertragen werden. Um die Ansteckungsgefahr für das Kind so gering wie möglich zu halten, ist der Gesundheitszustand der Mutter von allergrößter Bedeutung. Je niedriger die Viruslast der Mutter, umso geringer ist die Ansteckungsgefahr für das Kind. Wenn sich die werdende Mutter bereits in einer antiretroviralen Therapie befindet, muss abgeklärt werden, ob diese während der Schwangerschaft fortgesetzt werden kann, oder ob sie zu ändern ist. Frauen, bei denen bisher keine Therapie notwendig war, wird in der Regel ab dem zweiten Drittel der Schwangerschaft zu einer Therapie geraten. In den meisten Fällen infiziert sich das Kind während der Geburt. Um diese Infektionsquelle zu vermeiden, wird von vornherein ein Kaiserschnitt eingeplant. Es wird nicht gewartet, bis die Wehen beginnen, sondern eine operative Geburt wird bereits einige Zeit vor dem Geburtstermin eingeleitet. Muttermilch gehört ebenso wie Blut, Samenflüssigkeit und Vaginalsekret zu den Körperflüssigkeiten, die HI-Viren übertragen können. HIV-positive Mütter dürfen ihr Kind nicht stillen, sondern müssen es mit Milchersatzstoffen füttern. Nach der Geburt erhält das Kind über einen Zeitraum von sechs Wochen eine antiretrovirale Therapie verabreicht. Studien und Forschungen in den USA haben bisher gezeigt, dass die Therapie kein erkennbares Risiko für Fehlgeburten, Missbildungen und Entwicklungsstörungen des Kindes verursacht.

Infektionsschutz des nichtinfizierten Partners bei Kinderwunsch

Frau HIV-positiv – Mann HIV-negativ
Zum Schutz des Mannes wird hier der Befruchtungsvorgang ohne direkten Schleimhautkontakt versucht. Dabei wird die Samenflüssigkeit entweder aus dem umgedrehten Kondom in die Scheide entleert oder in eine Portiokappe gefüllt, die dann vor dem Muttermund befestigt wird.

Mann HIV-positiv – Frau HIV-negativ
Zum Schutz der Frau wird die Samenflüssigkeit ultrazentrifugiert. Dabei werden die befruchtungsfähigen Samenzellen vom Sekret getrennt. In einem zweiten Schritt werden die Samenzellen von anhaftenden HI-Viren freigewaschen. Mit dem so aufbereiteten Samen wird die weibliche Eizelle im Reagenzglas oder endoskopisch in der Gebärmutter befruchtet. Bei Kinderwunsch besteht die Möglichkeit sich an ein Kinderwunschzentrum (Adresse im Anhang S. 161) zu wenden.

Maßnahmen bei ungeschütztem Sexualverkehr oder „Unfall"

Die *Pille danach* einzunehmen ist eine Möglichkeit, eine ungewollte Schwangerschaft nach einem ungeschütztem Sexualverkehr bzw. bei einem Kondom-„Unfall" zu vermeiden. Sie verhindert den Eisprung, die Verschmelzung von Ei und Spermium und/oder die Einnistung. Das Präparat muss jedoch innerhalb von 48 Stunden eingenommen werden. Die *Pille danach* ist mit dem Handelsnamen *Vikela* in Österreich mittels Rezept um 13 Euro erhältlich. Als besonders günstig erweist es sich, das Rezept zu Hause zu haben, um es im Notfall rechtzeitig einsetzen zu können.

Maßnahmen bzw. Möglichkeiten bei unerwünschter Schwangerschaft

Medikamentöser Schwangerschaftsabbruch

Durch die Zulassung von *Mifegyne* (RU 486) in Österreich ist es möglich geworden, einen medikamentösen Schwangerschaftsabbruch durchzuführen zu lassen. Das Medikament ist allerdings nur für Krankenanstalten zugelassen. Niedergelassene Ärztinnen/Ärzte dürfen zwar einen chirurgischen Abbruch durchführen, jedoch nicht *Mifegyne* anwenden. Durch das Medikament kann eine Schwangerschaft in den ersten 49 Tagen, vom ersten Tag der letzten Regelblutung an gerechnet, abgebrochen werden. Die Durchführung des Abbruches zieht sich unter Betreuung der behandelnden Klinik über mehrere Tage hinweg. Viele Frauen bevorzugen diese Methode, weil ein Abbruch bereits sehr früh durchgeführt werden kann, ohne dass es zu einem chirurgischen Eingriff mit Narkose kommen muss.

Ein gewisses Risiko besteht für Frauen, die älter als 35 sind und regelmäßig rauchen, sowie für Frauen mit chronischen Erkrankungen wie z. B. Diabetes mellitus, schwere Nieren oder Leberdysfunktionen, Asthma, Blutgerinnungsstörungen oder Unterernährung.

Chirurgischer Schwangerschaftsabbruch

Die Absaugmethode ist als chirurgischer Schwangerschaftsabbruch in Österreich entsprechend der Fristenregelung bis zum Ende der zwölften Schwangerschaftswoche gesetzlich erlaubt. Der Eingriff kann in einem Spital oder auch in einer Ordination vorgenommen werden. Meist werden diese Eingriffe ambulant durchgeführt, und die Frau kann bereits wenige Stunden später wieder nach Hause gehen. Der Eingriff wird unter Narkose oder einer örtlichen Betäubung durchgeführt. Etwa zwei Wochen später ist eine Nachkontrolle angezeigt.

Wo werden Schwangerschaftsabbrüche durchgeführt:

Schwangerschaftsabbrüche werden nicht in allen Krankenhäusern durchgeführt. Außerhalb Wiens gibt es nur wenige Ärztinnen/Ärzte und Krankenhäuser, die Schwangerschaftsabbrüche öffentlich anbieten, so z. B. das LKH Linz und das KH Korneuburg.

Die Kosten für einen medikamentösen oder einen chirurgischen Schwangerschaftsabbruch, sie können zwischen 364 Euro und 1018 Euro liegen, gelten als Privatsache und werden in der Regel nicht von den Krankenkassen finanziert. Ausnahmen bestehen bei sozialer Notlage oder bei Vorliegen einer medizinischen Indikation. Sozialhilfeempfängerinnen können einen Antrag auf Kostenübernahme stellen. Wichtig ist jedoch die rechtzeitige Stellung des Antrages beim regional zuständigen Sozialamt.

Wenn die Gesundheit der Frau durch die Schwangerschaft bedroht ist, was bei Frauen mit ausgeprägter Immunabwehrschwäche der Fall sein kann, übernimmt die Krankenkasse die Kosten. Ebenso werden die Kosten von der Krankenkasse übernommen, wenn eine gesundheitliche Schädigung des Embryos festgestellt wurde oder zu befürchten ist. Ob eine medizinische Indikation vorliegt, ist von Fachärzten zu entscheiden.

Kinder

Kinder mit HIV/Aids werden seit einigen Jahren wie die Erwachsenen erfolgreich mit antiretroviralen Kombinationstherapien behandelt.

Solange es der gesundheitliche Zustand erlaubt, steht einem „normalen" Familien- und Gesellschaftsleben nichts im Wege. Gesonderte Maßnahmen für Kinder mit HIV/Aids sind weder nötig noch gerechtfertigt, weil der soziale Umgang im Kindergarten und in der Schule kein Infektionsrisiko birgt.

Trotzdem sind Familien mit HIV-positiven und an Aids erkrankten Kindern mit einer Reihe von Problemen konfrontiert. Diese reichen meist weit darüber hinaus, wie sie andere Erkrankungen mit sich bringen. Zum einen ist es die Angst vor diskriminierenden Reaktionen, zum anderen sind es die Schwierigkeiten, Kinder in Betreuungseinrichtungen unterzubringen, da es nach wie vor infektionsbedingte Aufnahmebarrieren gibt.

Da keine Informationspflicht besteht, müssen Eltern die Schule oder den Kindergarten auch nicht über den HIV-Status ihres Kindes informieren. In der Praxis erweist es sich jedoch als hilfreich, wenn eine Person (Schul- bzw. Kindergartenleitung) ins Vertrauen gezogen wird, um in einer Krisensituation wie z. B. bei einem schweren Sportunfall entsprechend handeln zu können.

Ist die HIV-Infektion in der Einrichtung bekannt, sollten die Eltern darauf dringen, dass alle Personen, die mit Erziehung und Pflege des Kindes zu tun haben, auch entsprechend über die Infektionskrankheit informiert sind. Nicht zuletzt auch darüber, wie Ängste abgebaut und Ausgrenzungen vermieden werden können. Dabei ist vor allem an die Reaktionen von Eltern anderer Kinder zu denken. Es kann durchaus hilfreich sein, Phobien und Ängste gemeinsam und mit professioneller Hilfe einzugrenzen und abzubauen.

i. v.-Drogenkonsum

HIV-Therapie und Drogenabhängigkeit

Erfahrungsgemäß gibt es nicht viele Drogenabhängige, die nie den Versuch gemacht hätten von der Sucht wegzukommen, „clean" zu werden und ein normales Leben führen zu können. Der Erfahrungsschatz reicht dabei von Selbstversuchen bis zu Aufenthalten auf Entzugsstationen und in Therapieeinrichtungen.

Drogenabhängige, bei denen eine HIV-Infektion festgestellt wird, betrachten dann oft die jahrelangen Bemühungen, von der Sucht loszukommen, als sinnlos. Sie werden mit ihrer Vergangenheit und mit Schuldgefühlen konfrontiert und glauben, nun sei alles aus und vorbei. Dem ist aber nicht so. Eine HIV-Infektion ist, selbst wenn Krankheitssymptome bereits vorhanden sind und man sich subjektiv schon sehr krank fühlt immer noch behandelbar. Tägliche Medikamenteneinnahme nach dem vorgegebenen Therapieregime sowie regelmäßige Kontrollen sind jedoch ein unbedingtes Muss für eine erfolgreiche HIV-Therapie. Das erfordert ein hohes Maß an Disziplin und Zuverlässigkeit. Der Einstieg in eine HIV-Therapie ist außerdem nicht unbedingt mit absoluter Drogenabstinenz verbunden. Wenn diese nicht erreicht werden kann, weil sie zuviel Energie kostet, gibt es Alternativen wie die Aufnahme in ein Substitutions- bzw. Drogenersatzprogramm. Eine Kombination zwischen HIV-Therapie und Substitution ist vielversprechend und trägt zur gesundheitlichen und sozialen Stabilisierung bei. Der Weg, sich in Behandlung zu begeben, ist für viele Drogenabhängige zweifellos sehr schwer. Aufgrund zum Teil negativer Erfahrungen sind erhebliche Bedenken und Abneigungen gegenüber Ärztinnen/Ärzte und Krankenhäusern vorhanden. Die gängige gesellschaftliche Meinung, Drogenabhängigkeit stünde immer mit Kriminalität im Zusammenhang, ist auch bei Ärztinnen/Ärzten anzutreffen, was das Klima zwischen behandelnden Ärztinnen/Ärzten und Drogenabhängigen ziemlich angespannt sein lässt. Die Aids-Ambulanzen in den Krankenhäusern haben jedoch jahrzehntelange Erfahrung in der Behandlung HIV-infizierter und an Aids erkrankter Drogenabhängiger. Empathie, Toleranz und Verständnis können in diesen Behandlungszentren jedenfalls zumeist vorausgesetzt werden.

Substitutions- bzw. Drogenersatzprogramme

In Österreich besteht seit 1987 die Möglichkeit der Substitutionsbehandlung mit Methadon. In den letzten Jahren wurde die Substitutionsbehandlung auch auf andere Substanzen wie retardierte Morphine und Buprenorphin ausgeweitet. In die Substitutionsprogramme können Personen aufgenommen werden, die schon mehrere erfolglose Therapieversuche hinter sich haben, sowie HIV-positive oder an Aids erkrankte drogenabhängige Menschen. Die Aufnahme in ein Drogenersatzprogramm führt in der Regel zu einer sozialen und gesundheitlichen Stabilisierung, die insbesondere durch den Wegfall der oft sehr belastenden Begleitumstände, die die Drogenbeschaffung mit sich bringt, einhergeht. Bei HIV-positiven und an Aids erkrankten Personen, deren Immunsystem durch die akute Drogenabhängigkeit und ihren Folgen sehr belastet ist, bedeutet die Aufnahme in ein Drogenersatzprogramm einen enormen Zugewinn an Zukunftsperspektive. Oft gelingt es erst in dieser Lebensphase, dass die antiretrovirale Kombinationstherapie und andere begleitende Therapien erfolgreich angewendet werden können.

Spritzenaustauschprogramme bzw. Spritzenautomaten

> Auch wer bereits HIV-infiziert ist, sollte trotzdem immer steriles Spritzbesteck verwenden. Durch schmutzige Spritzen kann man sich weitere Infektionen wie Hepatitis B und C, aber auch Wundinfektionen, Abszesse oder Entzündungen der Herzklappe zuziehen.

Sterile Materialien sind in Österreich nicht nur in jeder Apotheke erhältlich, sondern auch in vielen Drogeneinrichtungen (Adressen im Anhang S. 145) und bei den Aidshilfen. Zusätzlich sind in einigen Bundesländern wie Tirol, Salzburg und Vorarlberg Spritzenautomaten frei und rund und um die Uhr zugänglich aufgestellt.

*Liebe ist das einzige,
was nicht weniger wird,
wenn wir es verwenden.*

Richarda Huch

5. Psychosoziale, medizinische psychotherapeutische und pflegerische Beratung und Betreuung

Psychosoziale Beratung und Betreuung

Das Angebot an psychosozialer Hilfestellung für Menschen mit HIV/Aids ist in Österreich in einem umfassenden Maß vorhanden. Vor allem in der Bundeshauptstadt Wien und in den Landeshauptstädten sind ausreichend Netzwerke aufgebaut worden. Anders verhält sich die Situation in den ländlichen Regionen, sie sind in dieser Hinsicht eher unterversorgt.

Aidshilfen

Seit 1991 arbeiten in Österreich sieben Aidshilfen als jeweils eigenständige Vereine. Außer in Niederösterreich und dem Burgenland hat jedes Bundesland seine eigene Aidshilfe. Neben der Durchführung von HIV-Antikörpertests samt begleitender Beratung sowie der Präventions- und Informationsarbeit bieten die Aidshilfen auch psychosoziale Beratung, Betreuung und Unterstützung an. Im Großen und Ganzen bestehen in den entsprechenden Angeboten der einzelnen Aidshilfen nur geringfügige Unterschiede. Auch auf die Aidshilfen trifft zu, was für andere Einrichtungen, Ämter und Behörden gilt: Ausschlaggebend für die Ratsuchende/denRatsuchenden ist das persönliche Engagement der/des jeweiligen Beraterin/Beraters.

Das Angebot steht allen betroffenen Frauen, Männern und Kindern zur Verfügung. Bei finanzieller Unterstützung ist jedoch der Grad der Bedürftigkeit ausschlaggebend.

Im Folgenden werden die einzelnen Betreuungsangebote aufgelistet, ohne dass damit Vollständigkeit garantiert werden könnte.

– Unterstützung bei Ämtern und Behörden
– Hilfe bei der Inanspruchnahme von Sozialleistungen
– Hilfe bei Wohnraumbeschaffung
– Hilfe bei Schuldenregulierung
– Finanzielle Unterstützung in akuten Notsituationen
– Vermittlung von Rechtsberatung
– Organisation von Hilfe durch Soziale Dienste zur Haushaltsweiterführung bzw. zur Hauskrankenbetreuung
– Pflegeberatung und -betreuung
– Vermittlung von Ärztinnen/Ärzten und Therapeutinnen/Therapeuten und medizinische Erstberatung
– Besuchsdienste (Haus-Krankenhaus- und Haftbesuche)

- Beratung und Betreuung bei sexuellen und Partnerschaftsproblemen
- Beratung und Betreuung von Angehörigen
- Informeller Treffpunkt für betroffene Frauen und Männer
- Teilnahme an therapeutischen Gruppen
- Unterstützung für i. v-Drogenabhängige bei Aufnahme in Substitutionsprogramme
- Ernährungsberatung
- Förderung von Freizeitaktivitäten
- Urlaubsangebote, Workshops, sog. Positiven-Treffen

In den vergangenen Jahren, seit Einführung der Kombinationstherapie, hat sich die Unterstützung bei der Einhaltung der Therapievorschriften zu einem wesentlichen Schwerpunkt entwickelt.

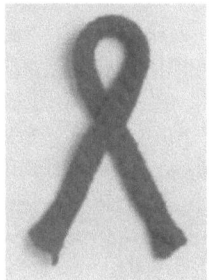

Die rote Schleife signalisiert:
Ich erinnere mich an Menschen, die ich durch Aids verloren habe. Ich solidarisiere mich mit Menschen, die an HIV/Aids leiden. 1992 bei der Oscar-Verleihung trugen zum ersten Mal fast alle Stars die rote Schleife, was sehr zu ihrer Popularität beigetragen hat.

Soziale Dienste

Soziale Dienste wurden eingerichtet, um es kranken und/oder pflegebedürftigen Menschen durch entsprechende Pflege und Betreuung zu ermöglichen, zu Hause bleiben zu können und nicht auf ihr gewohntes Umfeld verzichten zu müssen. Zusätzlich werden auch die pflegenden Angehörigen beraten und betreut. Spitalsaufenthalte können dadurch erheblich verkürzt oder sogar vermieden werden. Diese Dienste werden von Freien Wohlfahrtsträgern wie auch von Ländern und Gemeinden angeboten.

Hauskrankenpflege

Im Falle von akuter oder chronischer Erkrankung kann Hauskrankenpflege in Anspruch genommen werden. Hauskrankenpflege muss über ärztliche Anordnung und unter ärztlicher Aufsicht durchgeführt werden. Die Leistungen werden durch diplomiertes Pflegepersonal oder durch Pflegehelfer erbracht. Zu den Leistungen gehören: Grundpflege, Ganzkörperpflege, Verabreichung von Medikamenten, Verbandwechsel, Mobilisierung, Ernährungsberatung sowie allgemeine gesundheitsfördernde Maßnahmen. Bei Inanspruchnahme ist ein Selbstbehalt, der sich nach der Höhe des Einkommens und des Pflegegeldbezuges richtet, zu bezahlen.

In den letzten Jahren sind in Österreich einige auf HIV und Aids spezialisierte Hauskrankenpflege-Vereine, vor allem in Wien, gegründet worden bzw. haben ihren Tätigkeitsbereich erweitert (Adressen im Anhang S. 148). Sie bringen Erfahrung und Praxis in Bezug auf die Krankheit Aids mit und arbeiten mit HIV/Aids-Ambulanzen und Schwerpunktkliniken zusammen.

Hilfe zur Weiterführung des Haushalts

Wenn Menschen aufgrund von Krankheit und/oder Behinderung nicht in der Lage sind, ihren Haushalt selbständig zu führen, kann Hilfe zur Unterstützung im Haushalt direkt über Soziale Dienste in Anspruch genommen werden. Bei Inanspruchnahme ist ein Selbstbehalt zu leisten, der sich nach Höhe des Einkommens und des Pflegegeldbezuges richtet.

Familienhilfe

Gegen einen einkommensabhängigen Kostenbeitrag kann für einen begrenzten Zeitraum, wenn der Haushaltsführende durch plötzliche Krankheit oder andere schwere Krisen verhindert ist, Familienhilfe in Anspruch genommen werden. Die Familienhilfe, in der Regel ausgebildete Familienhelferinnen, übernimmt den Haushalt, die Betreuung der Kinder oder anderer Familienmitglieder. Nähere Informationen können über die Caritas (Adressen im Anhang S. 158) oder über die zuständige Gemeinde eingeholt werden.

Essen auf Rädern

Dabei handelt es sich um ein Angebot für jene Menschen, die nicht in der Lage sind, sich täglich eine warme Mahlzeit zuzubereiten. Für die Inanspruchnahme ist ein Selbstbehalt zu leisten, der sich nach der Höhe des Einkommens und Pflegegeldbezuges richtet. Es gibt im gesamten Bundesgebiet ein gut ausgebautes Netz an Anbietern. Informationen darüber können über Soziale Einrichtungen, Magistrat oder Bezirkshauptmannschaften eingeholt werden.

Kurzzeitpflege

Um Angehörige von ihrer Pflegetätigkeit zu entlasten, gibt es die Möglichkeit der Kurzzeitpflege. Die Unterbringung erfolgt in einem Heim und ist meist auf einen Zeitraum von vier Wochen beschränkt. Adresslisten von Heimen, die Kurzzeitpflege anbieten, können über die Landesregierungen bzw. über den Magistrat der Stadt Wien angefordert werden. Es ist aber zu berücksichtigen, dass viele Pflegeheime nicht auf die Betreuung und Pflege von Aids-Patientinnen/Patienten vorbereitet sind und deren Aufnahme verweigern.

Verleih von Hilfsmitteln

Pflegebedürftigkeit erfordert neben dem Einsatz von Pflege- und Betreuungspersonen auch häufig den Einsatz von Hilfsmitteln wie Rollstühle, Gehhilfen, Pflegebetten usw. Gebietskrankenkassen oder Gemeinden verfügen meistens über ein Hilfsmitteldepot. Für einen Kostenbeitrag können die entsprechenden Hilfsmittel gemietet werden.

Buddy-Verein

Der Verein bietet emotionale Begleitung für betroffene Menschen an. Die Buddies sind ehrenamtliche Mitarbeiter und verstehen sich als verlässliche Bezugspersonen im Leben von HIV-positiven und an Aids erkrankten Menschen.

Zusätzlich wurde das Projekt „Helferzellen" eingerichtet. Mitarbeiter des Projekts springen dann ein, sollte einmal die Heimhilfe ausfallen, oder ein Krankenhausaufenthalt notwendig werden. Sie kümmern sich um die Pflege von Tieren und Pflanzen genauso wie um die Post und andere anfallende Notwendigkeiten. Die Angebote des Vereins können kostenlos in Anspruch genommen werden.

AIDS-Seelsorge

Die Aids-Seelsorge steht für all jene Menschen zur Verfügung, die sich spirituelle und religiöse Begleitung wünschen. Sie bietet für Betroffene wie für Angehörige seelsorgerische Begleitung, Aussprachemöglichkeit sowie Teilnahme an Gesprächsrunden und Gottesdiensten an.

Selbsthilfegruppen

Immer mehr von HIV und Aids betroffene Menschen schließen sich mit anderen, die unter vergleichbaren Belastungen leiden, zusammen. Besonders bei chronischen Krankheiten spielt Selbsthilfe für die gesundheitliche Stabilisierung eine wichtige Rolle. Menschen, die mit der Diagnose HIV-positiv konfrontiert werden, fühlen sich oft isoliert und denken, sie seien mit ihren Problemen gänzlich allein. Die Kontaktaufnahme mit einer Selbsthilfegruppe beweist jedoch, dass es viele Menschen mit ähnlichen Lebens- und Krankheitsgeschichten gibt und dass der gemeinsame Austausch helfen kann, die vielschichtigen Probleme des Alltags, sei es im Beruf, in Fragen der Partnerschaft oder im gesundheitlichen Bereich leichter zu bestehen (Adressen im Anhang S. 143).

Medizinische Beratung und Betreuung

Es wird nach wie vor viel geforscht, und über das Geforschte wird viel geschrieben. Wie schnell und in welchem Umfang Forschungsergebnisse in der klinischen Medizin praktisch eingesetzt werden können, hängt von vielen Faktoren ab. Oft spielt das Geld eine wesentliche Rolle, mindestens so oft aber auch krankenhausinterne Strukturen oder politische Vorgaben. Insbesondere bei HIV/Aids geht die klinische Forschung in einem rasanten Tempo voran. Es versteht sich von selbst, dass nur einige wenige Spezialisten dem Tempo folgen können. Umso wichtiger wäre es, dass das aktuelle Fachwissen von Spezialisten gesammelt und aufbereitet wird, um Empfehlungen zu erarbeiten und sie zügig den Praktikern in Krankenhäusern und Ordinationen zukommen zu lassen. Da in Österreich auf nationaler Ebene keine funktionierende Aids-Koordinierungsstelle zur Verfügung steht, wird der Betroffene feststellen müssen, dass die medizinische Betreuung und Versorgung von Menschen mit HIV/Aids nicht den berechtigten Erwartungen entspricht. Die Ursachen für dieses Defizit sind hier nicht zu erörtern. Aber es darf schon vermutet werden, dass auch Ignoranz und Nachlässigkeit im Spiel sind.

Wie groß die Bedeutung einer professionell ausgerichteten medizinischen Betreuung und Behandlung von Menschen mit HIV/Aids ist, zeigt eine von *Siegfried Schwarze*, Dipl. Biologe und Mitarbeiter von Projekt Information e. V. München, durchgeführte und im Februar 2002 auf der *Retrovirus Conference* in Seattle vorgestellte Untersuchung. Mehr als 1400 Patientinnen/Patienten wurden über einen längeren Zeitraum daraufhin untersucht, über welchen Grad der Information und Erfahrung, die sie behandelnden Ärztinnen/Ärzte verfügen. Das Ergebnis spricht für sich: Ärztinnen/Ärzte mit weniger Erfahrung hatten unter ihren Patientinnen/Patienten eine Todesrate von 17,6 % zu beklagen, jene mit viel Erfahrung nur eine von 2,9 %.

Krankenhäuser

Im Anhang (S. 149) sind die Adressen der Universitätskliniken und Landeskrankenhäuser, in denen zum Teil auch sehr gut funktionierende Aids-Stationen und -Ambulanzen aufgebaut wurden, angeführt. Die entsprechende Abteilung am Wiener AKH und an der Innsbrucker Universitätsklinik sind sicherlich als die besten Anlaufadressen zu nennen.

Schwerpunktordinationen

In Wien haben sich einige niedergelassene Ärztinnen/Ärzte, deren Adressen im Anhang (S. 150) angeführt sind, auf die medizinische Betreuung und Behandlung von Menschen mit HIV/Aids spezialisiert und damit für Betroffene eine Alternative zum Krankenhaus geschaffen.

Den Ordinationen ist es auch ein Anliegen, homosexuellen Patienten eine umfassende medizinische Betreuung anzubieten. Neben der HIV-Therapie geht es häufig um Coming Out-Probleme, um homophobes Mobbing am Arbeitsplatz, um Erektionsstörungen, Verletzungen im Genitalbereich oder um die Unterstützung in formalbürokratischen Fragen.

Hausärzte

Trotz der fachmedizinischen Behandlung und Betreuung in Spezialambulanzen ist es ratsam, auch einen Hausarzt zur Seite zu haben, der die Weiterbetreuung unter Anleitung der Fachärzte vornimmt. Bei der Suche nach einem entsprechenden Hausarzt, der sowohl dem Thema HIV/Aids als auch dem Lebensumfeld der Betroffenen gegenüber aufgeschlossen sein soll, können die Spezialambulanzen wie auch die Aidshilfen Österreichs behilflich sein.

Psychotherapeutische Beratung und Betreuung

Was ist Psychotherapie?

Psychotherapie ist ein eigenständiges Heilverfahren im Gesundheitsbereich für die Behandlung von psychischen, psychosozialen oder psychosomatisch bedingten Verhaltensstörungen und Leidenszuständen. Sie besteht gleichberechtigt neben anderen Heilverfahren wie z. B. der medizinischen Behandlung. Die Ausübung der Psychotherapie ist gesetzlich geregelt.

Was kann Psychotherapie leisten?

Psychotherapie ist generell geeignet, persönliche Entwicklung und Gesundheit zu fördern. Insbesondere in Krisenzeiten kann Psychotherapie helfen, seelisches Leid zu lindern. Vor allem nach der Konfrontation mit einem positiven HIV-Befund und während einer Krankheitsphase kann es zu schweren seelischen Schock- und Leidenszuständen kommen, die ihrerseits Depressionen unterschiedlicher Schweregrade auslösen können. In dieser Zeit ist fachliche Unterstützung und Hilfe besonders wichtig. Psychotherapeutische Hilfe kann aber auch notwendig werden, wenn es schwierig bis unmöglich wird, eine begonnene antiretrovirale Kombinationstherapie einhalten zu können.

Psychotherapeutische Methoden

In den vergangenen Jahrzehnten wurden eine Reihe unterschiedlicher psychotherapeutischer Methoden erfunden und entwickelt. Im Folgenden werden die einzelnen, in Österreich anerkannten Methoden, wofür auch ein Kostenbeitrag von den Krankenkassen rückerstattet wird, aufgezählt. Die Entscheidung für eine bestimmte Methode hängt von mehreren Faktoren ab, die es im persönlichen Gespräch mit den Therapeutinnen/Therapeuten zu klären gilt.

Die *Analytische Psychologie nach C. G. Jung* ist eine Therapieform, die besonders für Menschen in und nach der Lebensmitte geeignet ist. Ziel dieser Therapie ist es, die Sprache des Unbewussten sichtbar zu machen und sie in das Bewusstsein zu integrieren.

Autogenes Training eignet sich sehr gut für Menschen, die an einer chronischen Krankheit leiden. Mittels Entspannungstechniken wird versucht, körperliche und seelische Beschwerden zu lindern.

In der *Dynamischen Gruppenpsychotherapie* findet gewissermaßen eine Therapie des Einzelnen durch die Gruppe wie auch eine Therapie der Gruppe durch sie selbst statt. Ziel ist die Verbesserung individueller Probleme und Störungen über die Erfahrung von Abgrenzung und Rollenbildung innerhalb der Gruppe.

Logotherapie und Existenzanalyse nach Viktor E. Frankl. Sie bietet im Rahmen von Beratung Hilfe bei der Realisierung einer sinnvollen Lebensgestaltung. Die/der Therapeutin/Therapeut versteht sich als Dialogpartner, der sich mit seinem existenzanalytischen Wissen einbringt.

Die Methode der *Gestalttherapie* ist erlebnisorientiert, weshalb oft eine Vielzahl von Techniken, u. a. Rollenspiele zur Anwendung gelangen. Im Vordergrund steht das Hier und Jetzt und der Begriff des Kontaktes und Förderung der Begegnungsfähigkeit.

Die *Hypnose* gilt als eine der ältesten Heiltechniken. Sie benutzt die erhöhte Beeinflussbarkeit von Personen in veränderten Bewusstseinszuständen, um Krankheiten zu heilen bzw. zu lindern und um unerwünschte Verhaltensweisen auszuschalten.

Die *Individualpsychologie nach Alfred Adler* gilt als eine der traditionsreichsten tiefenpsychologischen Schulen. Von den drei Therapiezielen „Arbeitsfähigkeit", „Liebesfähigkeit" und „Mitmenschlichkeit" kommt der Mitmenschlichkeit in der Individualpsychologie der größte Stellenwert zu, da die psychische Gesundheit am Grad der Beitragsleistung für die Gemeinschaft gemessen wird.

In der *Katathym-Imaginativen Psychotherapie*, früher auch Katathymes Bilderleben genannt, wird durch die Arbeit mit inneren Traumbildern versucht, frühkindliche Erfahrung im Hinblick auf die Auflösung aktueller Problemmuster bewusst und wiedererlebbar zu machen.

Das Ziel der *Klientenzentrierten bzw. Personenzentrierten Psychotherapie* liegt darin, mehr Vertrauen zu sich selbst zu gewinnen und dadurch offen für Veränderungen zu werden. In der Personenzentrierten Psychotherapie ist die persönliche Begegnung zwischen der/dem Therapeutin/Therapeuten und der/dem Klientin/Klienten jedoch stärker ausgeprägt.

In der *Psychoanalyse nach Sigmund Freud* kommt den Abwehrmechanismen wie Verdrängung, Verleugnung und Projektion große Bedeutung zu. Erklärtes Ziel ist es, Einschränkungen im Erleben der Person dadurch zu beheben, dass das Unbewusste bewusst gemacht wird.

In der Therapieform des *Psychodramas* liegt das Ziel darin, durch Rollenspiele und anschließende Reflexion aus bisher gelebten alten Rollen neue Sichtweisen und Handlungsmöglichkeiten zu entwickeln.

In der *Systemischen Familientherapie* ist die Annahme zentral, dass psychische Störungen nicht zusammenhanglos in Einzelpersonen verankert sind, sondern dass sie sich innerhalb eines Systems entwickeln und in Einzelpersonen manifestieren.

Transaktionsanalyse. Hier erfolgt in der Therapie die Analyse, auf welcher Ebene ein Mensch in bestimmten Situationen agiert. Die verschiedenen Ebenen sind das Kindheits-Ich, das Eltern-Ich und das Erwachsenen-Ich.

In der *Verhaltenstherapie* wird von dem Grundmuster ausgegangen, dass erlerntes Verhalten auch wieder verlernt bzw. umgelernt werden kann.

Wie finde ich die/den „richtige/n" Therapeutin/ Therapeuten?

Die Wahl einer/s Therapeutin/Therapeuten ist schwierig und wichtig zugleich, denn sie bildet die Grundlage für die gemeinsame therapeutische Arbeit. Fragen Sie Ihren Arzt oder erkundigen Sie sich beim Verband der Psychotherapeuten nach geeigneten Adressen. Das Verzeichnis der eingetragenen Psychotherapeutinnen und Psychotherapeuten, auch jener in Ausbildung, steht auch online (Adresse im Anhang S. 162) zur Verfügung und hilft durch eine Kategorisierung nach Bundesland, Geschlecht, Fachgebiet, Methode, Zielgruppe und freien Plätzen die entsprechende Wahl zu treffen.

Wie ist eine Psychotherapie zu finanzieren?

Da es keine generelle Regelung der Honorare gibt, werden diese von den jeweiligen Psychotherapeutinnen/Psychotherapeuten individuell festgelegt. Als Untergrenze gelten knapp 50 Euro, als Obergrenze etwa 120 Euro. Dieser Honorarsatz wird pro Stunde (50 Minuten) berechnet. Unter bestimmten Voraussetzungen kann mit der/dem Therapeutin/Therapeuten auch ein sogenannter Sozialtarif ausverhandelt werden.

In Einrichtungen, die von der öffentlichen Hand subventioniert werden, wie Familien- oder Sexualberatungsstellen, wird Psychotherapie oft auch kostenlos oder gegen einen geringen Selbstbehalt angeboten. Die Auswahl an den verschiedenen Therapieformen ist jedoch gering, außerdem ist mit langen Wartezeiten zu rechnen.

Nach wie vor gibt es in Österreich keine einheitliche Regelung für Psychotherapie auf Krankenschein. Die Krankenkassen leisten einen Zuschuss, wenn ein freiberuflicher, niedergelassener und von der

Krankenkasse zugelassener Therapeut aufgesucht wird. Um einen Zuschuss zu erhalten, muss aber eine sogenannte krankheitswertige Störung vorliegen, da die Krankenkassen nur Krankenbehandlung finanzieren. Es muss daher eine ärztliche Untersuchung erfolgen, die auch von einem praktischen Arzt durchgeführt werden kann. Die Untersuchung bezieht sich nur darauf, ob körperliche Krankheiten vorliegen, nicht aber darauf, ob Psychotherapie notwendig ist. Die meisten Krankenkassen leisten für eine 50 Minuten-Einzeltherapie einen Zuschuss von 21,80 Euro. Für einen Kostenzuschuss zu den ersten zehn Psychotherapiesitzungen ist es ausreichend, neben der ärztlichen Bestätigung die Honorarnote der/des Psychotherapeutin/Psychotherapeuten bei der zuständigen Krankenkasse vorzulegen. Möchte man mehr als zehn psychotherapeutische Sitzungen in Anspruch nehmen, muss ein Antrag auf Kostenzuschuss wegen Inanspruchnahme eines niedergelassenen Psychotherapeuten gestellt werden. In diesem Antrag hat der Psychotherapeut einige fallbezogene Fragen zu beantworten. Die Krankenkasse prüft den Antrag und kann den Kostenzuschuss für maximal weitere 50 Therapiesitzungen bewilligen. Sollte die Psychotherapie länger dauern, muss vor Ablauf ein neuerlicher Antrag eingereicht werden.

Pflegerische Beratung und Betreuung

Pflegeheime

Für Menschen, die im fortgeschrittenen Stadium an der Immunschwächekrankheit Aids leiden und deshalb pflegebedürftig sind, stellen sich erhebliche Probleme. Vor allem dann, wenn eine private Pflege über einen längeren Zeitraum nicht gewährleistet werden kann und Patientinnen/Patienten auf eine Unterbringung in einem Pflegeheim angewiesen sind. Eine Umfrage hat gezeigt, dass lediglich 10 % der befragten Pflegeheime sofort bereit und in der Lage sind, pflegebedürftige Menschen mit einer Erkrankung an Aids aufzunehmen. Bei allen anderen besteht eher die Neigung, eine Aufnahme von vornherein abzulehnen, ohne die vorhandenen Bedenken und vorgeschobenen organisatorischen Hindernisse überwinden zu wollen. Aus der Erhebung geht hervor, dass ein hoher Handlungsbedarf in Bezug auf Information und Fortbildung besteht. Ängste, Unsicherheiten und Vorurteile sind noch vorherrschend.

Hospize

Die Hospizbewegung gibt es in Österreich seit zwölf Jahren und sie ist in allen Bundesländern tätig. Die Hospizbewegung hat es sich zur Aufgabe gemacht, umfassende Pflege von Menschen in fortgeschrittenen Stadien unheilbarer Krankheiten, also im letzten Lebensabschnitt, anzubieten. Die vier Behandlungsansätze der Hospizbewegung sind der soziale, Kranke nicht allein zu lassen, der physische, Symptome insbesondere Schmerzen zu bekämpfen, der psychische die Regelung unerledigter Dinge und Aussprachen sowie der spirituelle nach Sinnfrage und Transzendenz. Ein wesentliches Element der Hospizarbeit sind ehrenamtliche Hospizdienste, die für ihre Aufgaben der Begleitung gut vorbereitet und psychologisch begleitet werden.

Insbesondere ist hervorzuheben, dass sich die Hospizbewegung dem Begriff der Palliativmedizin verpflichtet fühlt und danach trachtet, diesen Gedanken auch in die Praxis umzusetzen. Palliativmedizin dient jenen Patientinnen/Patienten, die an einer Erkrankung leiden, welche mit den zur Verfügung stehenden Mitteln der Medizin nicht mehr heilbar ist. Sie verzichtet auf unnötige Untersuchungen und Therapien sowie auf lebensverlängernde Maßnahmen. Schmerztherapie, Erhaltung der persönlichen Autonomie, Respektierung des Patientinnen-/Patientenwillens sowie optimale Pflege und Betreuung stehen dabei im Mittelpunkt.

Mobile Hospize

In allen Bundesländern gibt es mobile Hospizteams, die schwerkranke Menschen und ihre Angehörigen zu Hause begleiten. Freiwillige, intensiv geschulte Mitarbeiter der Hospizbewegung bieten Begleitung, Entlastung, Da-Sein und kleine Hilfen an. Die Inanspruchnahme ist kostenlos.

Tageshospize

Hier finden Menschen mit einer fortschreitenden schweren Erkrankung tagsüber Aufnahme und Begleitung. Neben Schmerzbehandlung, Pflege, Psychotherapie und Seelsorge gibt es hier die Möglichkeit, außerhalb der gewohnten Umgebung an verschiedenen Aktivitäten teilzunehmen und Kontakte mit anderen Menschen zu knüpfen. Die Betreuung ist kostenlos, für die Verpflegung während des Tages ist ein geringer Beitrag zu bezahlen. In Österreich stehen derzeit zwei Tageshospize zur Verfügung (Adresse im Anhang S. 153).

Stationäre Hospize

Wenn es aufgrund medizinischer und pflegerischer Verhältnisse oder aus sozialen Gründen nicht möglich ist, bis zuletzt daheim zu bleiben, dann bietet sich ein stationäres Hospiz als eine wirkliche Alternative an. Erfahrene Ärztinnen/Ärzte leisten Schmerztherapie und palliative Medizin, das Pflegepersonal leistet fachlich kompetente und menschlich-liebevolle Pflege. Angehörige sind immer willkommen. Sozial gestaffelte Kosten machen in Verbindung mit Leistungen der öffentlichen Hand den Aufenthalt für jeden möglich. Derzeit stehen österreichweit in zehn stationären Einrichtungen 90 Betten zur Verfügung (Adressen im Anhang S. 153).

Erholungs- bzw. Kuraufenthalte

Für Menschen mit HIV/Aids kann es vor allem nach schweren opportunistischen Erkrankungen oder bei der Diagnose des Auszehrungssyndroms enorm wichtig sein, wenn ihnen ein Aufenthalt in einem Erholungs- oder Genesungsheim ermöglicht werden kann. Es hilft nicht nur, die Lebensqualität zu steigern, sondern wirkt sich auch positiv auf den gesamten Therapieverlauf aus. Die meisten Versicherungsanstalten bieten in anstaltseigenen Therapiezentren Erholungsaufenthalte in der Regel für die Dauer von drei Wochen an. Bedauerlicherweise gibt es noch immer einige Versicherungsträger, die Patientinnen/Patienten mit ansteckenden Infektionskrankheiten, zu der sie auch HIV und Aids zählen, die Aufnahme verweigern. Als Alternative gibt es die Möglichkeit, Zuschüsse für einen privaten Landaufenthalt zu erhalten. Diese Zuschüsse sind aber sehr niedrig angesetzt. Da diese Leistungen jedoch freiwillig sind, besteht kein gesetzlicher Anspruch. Voraussetzung für die Genehmigung eines Erholungsaufenthaltes ist der Antrag bei dem zuständigen Sozialversicherungsträger sowie die chefärztliche Genehmigung und die Selbstversorgungsfähigkeit, da in den Therapiezentren kein Pflegepersonal zur Verfügung steht.

Karenzierung für die Pflege von Angehörigen

Seit 1. Juli 2002 können Arbeitnehmer in Österreich für die Sterbebegleitung naher Verwandter wie Eltern, Großeltern, Urgroßeltern, Enkel, Urenkel, Schwiegereltern und Schwiegerkinder, Wahl- und Pflegekinder, Geschwister, Ehe- bzw. heterosexuelle Lebenspartner sowie für die Fürsorge schwerstkranker Kinder drei Monate bis maximal zu einem halben Jahr von der Arbeit freigestellt werden. Die Pflegekarenz ist nicht an den gemeinsamen Wohnsitz gebunden, es sei denn, es handelt sich um eine Lebensgemeinschaft. Die Familienhospiz-Karenz kann entweder durch die völlige Freistellung von der Arbeit oder durch Herabsetzung der Normalarbeitszeit realisiert werden. Während der Karenz besteht ein Kündigungs- bzw. Entlassungsschutz. Wer die Karenz in Anspruch nimmt, erhält automatisch als Vorschuss Pflegegeldstufe 3. Die Kranken- und Pensionsversicherungsbeiträge werden aus Mitteln der Arbeitslosenversicherung finanziert, wobei als Bemessungsgrundlage der Ausgleichszulagenrichtsatz von 630,92 Euro herangezogen wird. Die Regelung schließt homosexuelle Lebensgemeinschaften aus.

Das Sozialservice des Bundesministeriums für soziale Sicherheit und Generationen bietet österreichweit allen Personen, die mit Problemen der Pflege konfrontiert sind, Beratung und Information an. Vor allem hinsichtlich von häuslichen Betreuungsmöglichkeiten, Hilfsmitteln, Heilbehelfen, Adaptierungen, Kurzzeitpflege, Stationärer Weiterpflege, Sozialrechtlicher Angelegenheiten – insbesondere aber über alle Fragen im Zusammenhang mit Pflegegeld, Finanzieller Hilfe und Förderungen, Kursangeboten, Selbsthilfegruppen, Freizeitgestaltung und vieles mehr (Adresse im Anhang S. 160).

Die Notwendigkeit ist der beste Ratgeber.
Johann Wolfgang von Goethe

6. Sozialleistungen

Sozialversicherung/Pflichtversicherung

Menschen mit HIV und Aids sind oft gezwungen, gesetzliche Sozialleistungen in Anspruch zu nehmen. Da es sehr wichtig sein kann, rechtzeitig über Ansprüche und Leistungen informiert zu sein, werden im Folgenden alle gesetzlichen und freiwilligen Leistungen der öffentlichen Hand samt aktuellen Beiträgen sowie nichtstaatliche Unterstützungsmöglichkeiten angeführt und detailliert beschrieben.

In Österreich ist ausnahmslos jeder Arbeitnehmer sozialversicherungspflichtig. Selbst Arbeitnehmer mit geringfügigem Einkommen sind abgabenpflichtig. Nur so ist es gewährleistet, dass im Falle von Arbeitslosigkeit oder Arbeitsunfähigkeit Ansprüche auf Sozialversicherungsleistungen bestehen. Die Sozialversicherungspflichtbeiträge sind entsprechend der Einkommenshöhe gesetzlich geregelt. Sie sind also davon unabhängig, in welcher Höhe Leistungen aus der Sozialversicherung in Anspruch genommen werden.

Selbstversicherung

Wenn keinerlei Beschäftigungsverhältnisse vorliegen und keine Ansprüche auf Sozialleistungen bestehen, ist die Möglichkeit der Selbstversicherung gegeben. Dazu ist ein Antrag bei der zuständigen Gebietskrankenkasse einzureichen, von der in der Folge die Beitragssätze festlegt werden.

Mitversicherung

Wer in einer Ehe oder in einer Lebensgemeinschaft hauptsächlich den Haushalt führt und über keine eigenen Einkünfte verfügt, für den besteht die Möglichkeit einer Mitversicherung beim Partner. Voraussetzung dafür ist der Nachweis des gemeinsamen Haushaltes seit mindestens zehn Monaten durch eine Meldebescheinigung. Die Mitversicherung ist nicht kostenlos. Je höher das Einkommen des Partners, umso höher ist der Beitrag hierfür.

Krankengeld

Jede Arbeitsunfähigkeit infolge von Krankheit ist dem Arbeitgeber und der zuständigen Krankenkasse mittels Krankmeldung durch den Arzt unverzüglich zu melden. Bedenken Sie: Der Arbeitnehmer ist verpflichtet, eine Bescheinigung über Beginn und voraussichtliche Dauer des Krankenstandes vorzulegen, er ist aber nicht verpflichtet, die Diagnose bzw. die Art der Erkrankung zu melden. Falls der Krankenstand länger dauert als die Verpflichtung des Arbeitgebers, das Entgelt fortzuzahlen, tritt die Leistungspflicht der Krankenkasse ein. Die Höhe des Krankengeldes beträgt bei einem durchschnittlichen beitragspflichtigen Einkommen 50 bzw. 60 % der Bemessungsgrundlage. Grundsätzlich wird Krankengeld für eine Dauer von 26 Wochen gewährt. Je nach Krankenkasse und Versicherungsdauer kann sich der Anspruch auf Krankengeld auf maximal 52 Wochen erhöhen. Dauert die Arbeitsunfähigkeit länger als die maximale Bezugsdauer, kann ein Antrag auf Berufsunfähigkeits- bzw. Invaliditätspension gestellt werden. Selbstverständlich kann auch schon früher ein Antrag auf Pensionierung gestellt werden.

Arbeitslosengeld

Anspruchsberechtigt bei erstmaliger Inanspruchnahme ist jede Person, die in den letzten zwei Jahren 52 Wochen einer arbeitslosenversicherungspflichtigen Beschäftigung nachgegangen ist. Bei weiteren Inanspruchnahmen müssen 28 Wochen innerhalb des letzten Jahres nachgewiesen werden. Das Arbeitslosengeld wird grundsätzlich für 20 Wochen zuerkannt. 30 Wochen wird es gewährt, wenn in den letzten fünf Jahren 156 Wochen Beschäftigungszeiten nachgewiesen werden können. Wenn das 40. Lebensjahr vollendet ist, erhöht sich der Anspruch auf 39 Wochen, auf 52 Wochen, wenn das 50. Lebensjahr vollendet ist. Als Grundbetrag des Arbeitslosengeldes gebührt ein Tagsatz in der Höhe von 55 % des ermittelten, vor der Arbeitslosigkeit täglichen Nettoeinkommens. Zusätzlich gebühren Familienzuschläge für etwaige Angehörige. Die Geltendmachung des Arbeitslosengeldes ist nur persönlich bei der zuständigen regionalen Geschäftsstelle des AMS (Arbeitsmarktservice) möglich.

Bei Beeinträchtigung der vollen Leistungsfähigkeit, d. h. wenn man sich nicht mehr in der Lage fühlt, eine Ganztagesstelle zu bewältigen, besteht die Möglichkeit, beim zuständigen Gesundheitsamt ein Gesundheitsattest einzuholen. Bei Bestätigung der verminderten Leistungsfähigkeit ist das Arbeitsamt verpflichtet, darauf Rücksicht zu nehmen und nur mehr Teilzeitstellen zu vermitteln.

Besteht aus gesundheitlichen Gründen keine Möglichkeit mehr, in dem erlernten Beruf tätig zu bleiben, kann durch Vorlage von Gesundheitsattesten der Zugang zu Umschulungen – unterstützt durch das AMS – erreicht werden.

Notstandshilfe
Nach Ende des Bezuges von Arbeitslosengeld kann Notstandshilfe beantragt werden. Bei der Gewährung von Notstandshilfe kann es jedoch zu einer Anrechnung des Einkommens des Ehepartners/Lebensgefährten kommen. Besonders wichtig ist daher die Meldung jeglicher Veränderungen in den wirtschaftlichen Verhältnissen des Notstandshilfebeziehers und der im gemeinsamen Haushalt lebenden Partner.

Die Höhe der Notstandshilfe beträgt in der Regel 95 % des zuvor bezogenen Arbeitslosengeldes, unter Berücksichtigung der wirtschaftlichen Verhältnisse des Notstandshilfebeziehers. Die Notstandshilfe kann längstens für 52 Wochen bewilligt werden. Danach ist erneut ein Antrag zu stellen.

Pensionsvorschuss

Bei Beantragung einer Berufsunfähigkeits- oder Invaliditätspension wegen Arbeitsunfähigkeit bzw. verminderter Erwerbsfähigkeit aufgrund von Krankheit kann bis zur Zuerkennung der Pension zur finanziellen Absicherung ein Antrag beim AMS auf Pensionsvorschuss gestellt werden. Anspruchsberechtigt ist, wer die Voraussetzungen für das Arbeitslosengeld oder die Notstandshilfe (abgesehen von der Arbeitsfähigkeit) erfüllt. Der Bezieher eines Pensionsvorschusses muss selbstverständlich nicht der Arbeitsvermittlung zur Verfügung stehen. Der Pensionsvorschuss wird in der Regel in der Höhe des Arbeitslosengeldes bzw. der Notstandshilfe oder der zu erwartenden durchschnittlichen Pensionshöhe gewährt. Wird der Pensionsantrag abgelehnt, so gilt die Unterstützung rückwirkend als Arbeitslosengeld oder Notstandshilfe.

Bezieher von Arbeitslosengeld, Notstandshilfe oder Pensionsvorschuss sind während des Bezuges krankenversichert. Sollten Sie während des Bezuges krank werden, so ist dies dem AMS und der zuständigen Krankenkasse mittels Krankmeldung des Arztes zu melden. Für die Dauer des Krankenstandes erhalten Sie Krankengeld in der Höhe des letzten Bezuges. Jede Änderung wie z. B. die Aufnahme einer Nebenbeschäftigung während des Arbeitslosenbezuges oder ein Aufenthalt im Ausland ist dem AMS unverzüglich zu melden.

Berufsunfähigkeitspension

Als berufsunfähig gilt eine Person, wenn ihre Arbeitsfähigkeit aufgrund des körperlichen und/oder geistigen Zustandes auf weniger als die Hälfte dessen gesunken ist, was im Vergleich dazu eine körperlich und geistig gesunde Person von ähnlicher Ausbildung und gleichwertigen Kenntnissen und Fähigkeiten zu leisten vermag. Der Berufsunfähigkeitspension für Angestellte entspricht die Invaliditätspension für Arbeiter und die Erwerbsunfähigkeitspension für Erwerbstätige. Grundlage für die Entscheidung, ob Berufsunfähigkeit vorliegt, schafft eine ärztliche Begutachtung, bei der die Leistungsfähigkeit des Antragstellers festgestellt wird. Bei Zuerkennung der Pension wird in den meisten Fällen, je nach Versicherungsanstalt, die Pension vorerst befristet für ein oder zwei Jahre beschlossen. Bei Nichtzuerkennung der Pension durch Bescheid kann man beim Arbeits- und Sozialgericht Berufung einlegen. Dabei ist es ratsam, einen Anwalt mit der Sachlage zu betrauen. Verfahrenshilfe kann dafür bei Gericht beantragt werden.

Hat sich der Gesundheitszustand nach Beendigung der befristeten Pension nicht verbessert, muss ein neuerlicher Antrag an die Versicherungsanstalt gestellt werden. Die Leistungsfähigkeit wird ein weiteres Mal durch ein ärztliches Gutachten beurteilt. Der neuerliche Antrag sollte bereits vor Wegfall der Leistung eingebracht werden. Ohne zeitliche Befristung wird die Pension zuerkannt, wenn dauernde Berufsunfähigkeit zu erwarten ist. Durch den Fortschritt der HIV-Therapie ist es aber zu erwarten, und in der Praxis wird bereits entsprechend verfahren, dass überwiegend nur mehr befristete Berufsunfähigkeitspensionen zuerkannt werden. Anspruch auf eine Berufsunfähigkeits- bzw. Invaliditätspension hat man bei der Pensionsversicherungsanstalt der Angestellten und der Arbeiter, wenn als Voraussetzung vor dem 50. Lebensjahr 60 Versicherungsmonate in den letzten 120 Kalendermonaten der Pflichtversicherung oder freiwilligen Versicherung nachgewiesen werden können. Nach dem 50. Lebensjahr verlängert sich die Wartezeit für jeden weiteren Lebensmonat um jeweils einen Versicherungsmonat.

Erlaubte Zuverdienstmöglichkeiten bei Berufsunfähigkeitspension

Bei Nebenverdiensten bleibt die Berufsunfähigkeitspension im vollen Ausmaß aufrecht, wenn die Geringfügigkeitsgrenze pro Monat

Sozialhilfe

nicht überschritten wird. Sie beträgt derzeit bei allen Versicherungsanstalten 301,54 Euro pro Monat, davon ausgenommen ist die Versicherungsanstalt der Österreichischen Eisenbahnen. Dort gilt die Regel: Pension und Einkommen dürfen nicht mehr als 872,07 Euro brutto betragen, andernfalls erfolgt eine Kürzung des Pensionseinkommens um 20 %.

Ausgleichszulage

Da es in Österreich bisher keine gesetzliche Mindestpension gibt, soll die Ausgleichszulage jedem Pensionisten ein gewisses Mindesteinkommen sichern. Wenn das Gesamteinkommen einen bestimmten Betrag – den so genannten Richtsatz – nicht erreicht, steht über Antrag die Differenz als Ausgleichszulage zu.

Die Richtsätze betragen bei:

Alters- und Berufsunfähigkeits/Invaliditätspensionen

1. für Alleinstehende	€ 630,92
2. für Ehepaare	€ 900,13
3. Erhöhung für jedes Kind	€ 67,15

Sozialhilfe

Österreichische Staatsbürger, die kein Einkommen und keine Sozialversicherung beziehen, die kein Vermögen haben, keinen Unterhalt von unterhaltspflichtigen Personen erhalten wie z. B. von Ehepartner bzw. Lebensgefährten, sowie Personen, deren Einkommen nach Abzug der monatlichen Kosten für Miete und Betriebskosten unter dem Existenzminimum liegt, haben gesetzlichen Anspruch auf Sozialhilfe. In Österreich gibt es noch kein bundesweit geregeltes einheitliches Sozialhilfegesetz. Die Einzelheiten sind in den entsprechenden Landesgesetzen unterschiedlich geregelt. Dadurch bestehen zum Teil deutliche Differenzen sowohl in der Höhe der Richtsätze als auch bei sonstigen Leistungen. Antragsformulare für Sozialhilfe und Informationen erhält man bei den zuständigen Sozialämtern und/oder bei Rechtsberatungsstellen. Hilfe und Unterstützung bei Anträgen und deren Durchsetzung erhalten Sie auch bei den Aidshilfen Österreichs sowie bei anderen Sozialen Einrichtungen und Sozialen Diensten (Adressen im Anhang S. 155).

Nichtösterreichische Bürger mit erlaubtem Aufenthalt in Österreich können Sozialhilfe beziehen, wenn

- sich eine Gleichstellung aus Staatsverträgen ergibt
- mit ihrem Heimatstaat Gegenseitigkeit besteht
- laut Asylgesetz rechtskräftig Asyl gewährt ist
- man sich durchgehend mehr als sechs Monate erlaubterweise im Bundesgebiet aufhält.

Für die Antragstellung von Sozialhilfe sind eine Reihe von Unterlagen und Nachweisen erforderlich.

Allgemein notwendige Unterlagen:
Pass/Personalausweis/Aufenthaltsberechtigung;
Meldebescheinigung;

Zusätzliche Unterlagen:
- Nachweise über sozialrechtlich anerkennungsfähige Belastungen für Unterkunft (Mietvertrag), für sonstige Belastungen (Betriebskostenabrechnung, Stromabrechnung, Versicherungen z. B. Haftpflicht, Unterhaltszahlungs- bzw. Alimentebescheid.
- Nachweise über Einkommen bzw. Vermögen (Pensionsbescheid, Arbeitslosenbezugsbestätigung, Notstands- bzw. Sondernotstandshilfebezug, Krankengeldbezugsbestätigung, Lohn- bzw. Gehaltsnachweis, Einkommensnachweis von Ehe/Lebenspartner/Kinder, Sparbuch, Bausparvertrag, Wert, Lebensversicherungen, Auto etc.)
- Nachweise über gesundheitliche Aspekte für Diät/erhöhter Ernährungsbedarf (ärztliches Attest), für Pflegebedarf (Bestätigung der Pflegebedürftigkeit).

Aufgaben und Leistungen der Sozialhilfe

Die Sozialhilfe umfasst die Hilfe zur Sicherung des Lebensbedarfes, die Hilfe in besonderen Lebenslagen und die Sozialen Dienste. Auf die Hilfe zur Sicherung des Lebensbedarfes besteht ein Rechtsanspruch.

Zur Sicherung des Lebensbedarfs gehören der Lebensunterhalt, die Pflege und Krankenhilfe. Zum Lebensunterhalt gehören die nötige Unterkunft, Nahrung, Bekleidung, Körperpflege, Wäschereinigung, Hausrat, Beheizung, Strom und andere notwendige persönliche Bedürfnisse sowie auch ein angemessener Umfang der Teilnahme am gesellschaftlichen Leben. Zur Pflege gehört die körperliche und persönliche Betreuung von Personen, die aufgrund ihres körperlichen oder geistig-seelischen Zustandsbildes nicht in der Lage sind, ihr tägliches Leben ohne fremde Hilfe zu gestalten. Zur Krankenhilfe gehören die Heil- und Zahnbehandlung, die Untersuchung, Behandlung, Unterbringung und Pflege in Krankenanstalten sowie die Versorgung mit Heilbehelfen, Heilmitteln, Zahnersatz und Körperersatzstücken.

Wohnversorgung

Der Mietbedarf ist bei Allein- oder Hauptunterstützten Sozialhilfebeziehern in der Höhe der tatsächlichen Mietkosten zu gewähren, soweit Wohnungsgröße und Mietpreis die erlaubten Höchstrichtsätze nicht überschreiten. Provisionen, Kautionen und Umzugskosten bei Neuanmietung werden unter der Voraussetzung der Angemessenheit und Notwendigkeit übernommen. Kautionen werden jedoch in der Regel nicht bar ausbezahlt, sondern es wird eine Haftungserklärung für die Dauer des Mietverhältnisses ausgestellt. Personen mit eigenem geringem Einkommen wird ein entsprechender Mietzuschuss gewährt. Die Richtsätze für Unterkünfte und Anmietungskosten sind je nach Bundesland unterschiedlich geregelt.

Notunterkünfte bei Obdachlosigkeit

In allen Bundesländern sind in den letzten Jahren Wohnungslosenhilfen-Beratungsstellen entstanden und wurden Auffangmöglichkeiten (Wohnheime, Notunterkünfte, Betreutes Wohnen) für die von Obdachlosigkeit bedrohten Personen geschaffen. Auch einige Aids-Hilfen haben Wohnprojekte für die Unterbringung von Betroffenen gegründet und/oder haben Kontakte zu den zuständigen Wohnungsämtern, um eine schnellere Zuweisung in Gemeindewohnungen zu ermöglichen (vgl. Psychosoziale Beratung und Betreuung, S. 69). Die Unterbringungskosten in Wohnungsloseneinrichtungen müssen vom Sozialamt gedeckt werden. Ebenso müssen etwaige Unterbringungskosten mangels anderer Möglichkeiten für ein Pensionszimmer unter der Voraussetzung der Angemessenheit und Notwendigkeit übernommen werden.

Hilfe in besonderen Lebenslagen

Ein Antrag an die zuständige Landesregierung, der über das örtliche Sozialamt zu stellen ist, kann unabhängig von einem Anspruch auf Sozialhilfe eingebracht werden, wenn Personen aufgrund von besonderen persönlichen oder wirtschaftlichen Verhältnissen oder außergewöhnlichen Ereignissen einer sozialen Gefährdung ausgesetzt sind. Ein Rechtsanspruch besteht jedoch nicht. Hilfe kann vor allem gewährt werden bei

– Beschaffung oder Beibehaltung von Wohnraum
– Sicherung der wirtschaftlichen Lebensgrundlagen
– Überbrückung außergewöhnlicher Notstände.

Als Beispiel sei ein selbständiger Unternehmer beschrieben, der infolge von Krankheit für eine gewisse Dauer nicht in der Lage ist, seine Geschäfte zu führen. Er hat keine unterhaltspflichtigen Angehörigen und keine Versicherung, die den Ausfall deckt. Ein Antrag auf Hilfe in besonderen Lebenslagen ist berechtigt, da diese Umstände sonst seinen persönlichen und wirtschaftlichen Ruin bedeuten würden.

Soziale Dienste

In die Zuständigkeit der Sozialhilfeträger fallen neben direkten Leistungen an Einzelpersonen auch Leistungen im Zusammenhang mit der Finanzierung von Pflegeheimen, Therapieeinrichtungen, Finanzierung von Sozialen Diensten wie zur Weiterführung des Haushaltes und anderes mehr.

Landespflegegeld

Grundsätzlich haben Personen ohne Anspruch auf Pension oder (Unfall)-Rente sowie die mitversicherten Angehörigen und Personen mit einer Beamtenpension des Landes oder der Gemeinde Anspruch auf Landespflegegeld. Das besteht derzeit aus sieben Pflegegeldstufen und wird 12-mal jährlich ausbezahlt. Ob ein Anspruch aufgrund gesundheitlicher Aspekte besteht, wird mittels ärztlichem Gutachten entschieden. Erforderlichenfalls werden zur ganzheitlichen Beurteilung der Pflegesituation Personen aus dem Pflegedienst, der Heil- und Sonderpädagogik, der Sozialarbeit und Psychologie beigezogen. Bei Abweisung eines Antrages kann gegen den Bescheid beim Arbeits- und Sozialgericht Berufung eingelegt werden.

Zulagen bei erhöhtem Lebensbedarf

Die geltenden Richtsätze können im Einzelfall überschritten werden, wenn ein erhöhter Bedarf besteht. Dies gilt besonders für alte, kranke und behinderte Menschen. Einige Sozialhilfeträger in Österreich wie z. B. Salzburg und Tirol erkennen den Mehrbedarf durch kostenaufwendige Ernährung und Pflege bei HIV-positiven und/oder an Aids erkrankten Menschen an und zahlen an jeden Sozialhilfeberechtigten eine Zulage in unterschiedlicher Höhe aus.

Sozialhilfe

Errechnung des Sozialhilfeanspruches

Fallbeispiel
Bei einer Sozialhilfeberechnung werden das Familieneinkommen den Ausgaben des Haushaltes gegenübergestellt.

Beispiel: Ein-Personen-Haushalt
Einnahmen pro Monat   Ausgaben pro Monat

Pensionseinkommen	€ 700,00	Miete	€ 280,00
Alleinunterstützten-Richtsatz	€ 392,00	Betriebskosten	€ 70,00
Sozialhilfeanspruch	€ 42,00		

Bundesland **Salzburg**

Die aktuellen Richtsätze des Lebensunterhaltes betragen:
1. für den Alleinunterstützten	€ 392,00
2. für den Hauptunterstützten	€ 353,00
3. für den Mitunterstützten	
a) ohne Anspruch auf Familienbeihilfe	€ 226,00
b) mit Anspruch auf Familienbeihilfe	€ 105,00

Mietbeihilfe (inkl. Betriebskosten) – Maximaler Betrag

1 Person	€ 406,97	3 Personen	€ 610,45
2 Personen	€ 519,61	4 Personen	€ 697,66

Zulage bei erhöhtem Lebensbedarf nach Festlegung des Amtsarztes
HIV-Positiv	€ 54,14
HIV-Positiv im ARC-Stadium	€ 87,21
Vollbild Aids	€ 174,41

Bundesland **Wien**

Die aktuellen Richtsätze des Lebensunterhaltes betragen:
1. für den Alleinunterstützten	€ 390,33
2. für den Hauptunterstützten	€ 380,55
3. für den Mitunterstützten	
a) ohne Anspruch auf Familienbeihilfe	€ 195,47
b) mit Anspruch auf Familienbeihilfe	€ 117,03

Mietbeihilfe
In der Regel darf die Mietbeihilfe für eine ...
Wohnungsgröße bis inkl. 50 m^2	€ 242,36
Wohnungsgröße bis inkl. 70 m^2	€ 256,65
Wohnungsgröße bis inkl. 70 m^2	€ 279,98

... nicht überschreiten

Bundesland **Steiermark**

Die aktuellen Richtsätze des Lebensunterhaltes betragen:
1. für den Alleinunterstützten € 460,00
2. für den Hauptunterstützten € 420,00
3. für den Mitunterstützten
   a) ohne Anspruch auf Familienbeihilfe € 280,00
   b) mit Anspruch auf Familienbeihilfe € 142,00

Mietbeihilfe: Maximaler Beitrag für eine Person
inkl. Betriebskosten € 160,00
für jede weitere Person € 44,00

Bundesland **Oberösterreich**

Die aktuellen Richtsätze des Lebensunterhaltes betragen:
1. für den Alleinunterstützten € 515,20
2. für den Hauptunterstützten € 469,60
3. für den Mitunterstützten
   a) ohne Anspruch auf Familienbeihilfe € 268,40
   b) mit Anspruch auf Familienbeihilfe € 138,00
4. Für den Alleinunterstützten in Haushalts-/Wohngemeinschaft € 387,00

In der Regel darf die Mietbeihilfe € 93,50 nicht überschreiten.

Bundesland **Tirol**

Die aktuellen Richtsätze des Lebensunterhaltes betragen:
1. für den Alleinunterstützten € 391,00
2. für den Hauptunterstützten € 334,60
3. für den Mitunterstützten
   a) ohne Anspruch auf Familienbeihilfe € 232,60
   b) mit Anspruch auf Familienbeihilfe € 130,10

Mietbeihilfe: Grundsätzlich gibt es keine Mietrichtsätze, man richtet sich nach Wohnungsmarkt, verfügbaren Wohnungen und Erfahrungswerten
Zulage bei erhöhtem Lebensbedarf für AIDS-Patienten € 72,67

Bundesland **Vorarlberg**

Die aktuellen Richtsätze des Lebensunterhaltes betragen:
1. für den Alleinunterstützten € 438,90
2. für den Hauptunterstützten € 368,40
3. für den Mitunterstützten
   a) ohne Anspruch auf Familienbeihilfe € 235,00
   b) mit Anspruch auf Familienbeihilfe € 143,10

Mietbeihilfe: Grundsätzlich gibt es keine Mietrichtsätze, man richtet sich nach Wohnungsmarkt, verfügbaren Wohnungen und Erfahrungswerten

Bundesland **Kärnten**

Die aktuellen Richtsätze des Lebensunterhaltes betragen:	
1. für den Alleinunterstützten	€ 390,00
2. für den Hauptunterstützten	€ 322,00
3. für den Mitunterstützten	
a) ohne Anspruch auf Familienbeihilfe	€ 235,00
b) mit Anspruch auf Familienbeihilfe	€ 116,00

Mietbeihilfe : Maximaler Beitrag	
für 1 Person inkl. Betriebskosten	€ 135,00
für 2 oder mehrere Personen	€ 176,00

Bundesland **Niederösterreich**

Die aktuellen Richtsätze des Lebensunterhaltes betragen:	
1. für den Alleinunterstützten	€ 458,10
2. für den Hauptunterstützten	€ 402,30
3. für den Mitunterstützten	
a) ohne Anspruch auf Familienbeihilfe	€ 209,50
b) mit Anspruch auf Familienbeihilfe	€ 124,90

Mietbeihilfe : Maximaler Beitrag	
für eine Person inkl. Betriebskosten	€ 83,60
für jede weitere Person	€ 35,80

Bundesland **Burgenland**

Die aktuellen Richtsätze des Lebensunterhaltes betragen:	
1. für den Alleinunterstützten	€ 382,10
2. für den Hauptunterstützten	€ 324,50
3. für den Mitunterstützten	
a) ohne Anspruch auf Familienbeihilfe	€ 224,40
b) mit Anspruch auf Familienbeihilfe	€ 94,20

Mietbeihilfe : Der maximale Beitrag für eine Wohnung beträgt inkl. Betriebskosten € 203,48

Privatversicherungen

Lebensversicherung

Der Abschluss einer privaten Lebensversicherung ist für HIV-Positive und an Aids erkrankte Personen mit erheblichen Schwierigkeiten verbunden und nicht zu empfehlen. Die Versicherungsanstalten trachten danach, kostenintensive Risiken weitestgehend auszuschließen. So wird vor Abschluss einer Lebensversicherung ein Gesundheitsattest verlangt oder zumindest ein Gesundheitsfragebogen, der wahrheitsgemäß beantwortet werden muss, beigelegt. Verschweigt man bei Abschluss der Versicherung den HIV-Status, kann der Fall eintreten, dass die Versicherungsanstalt von der Leistung frei ist und nicht bezahlen muss.

Krankenversicherung

Der Abschluss einer privaten Krankenversicherung oder einer privaten Zusatzversicherung ist aus den oben angeführten Gründen nicht möglich.

Unfallversicherung

Dem Abschluss einer privaten Unfallversicherung steht nichts im Wege, da diese Versicherung ausschließlich im Falle eines Unfalles zur Wirkung kommt.

Bundesweite Regelungen für behinderte Menschen

Bundespflegegeld

Österreich hat mit Wirkung vom 1. Juli 1993 ein einheitliches und bedarfsorientiertes Pflegevorsorgesystem geschaffen. Das Pflegegeld ist eine zweckgebundene Leistung zur Abdeckung der pflegebedingten Aufwendungen wie z. B. Hauskrankenpflege und Hilfe bei der Führung des Haushaltes. Pflegegeld kann bezogen werden, wenn ein ständiger Pflegebedarf aufgrund von körperlicher, geistiger oder psychischer Behinderung im Ausmaß von mindestens 50 Stunden monatlich gegeben ist. Das Pflegegeld wird in sieben Stufen, je nach erforderlichem Pflegebedarf gewährt. Nach Einbringung des Antrages beim Amt der zuständigen Landesregierung entscheidet ein ärztliches Gutachten über den Pflegebedarf und über die Pflegegeldstufe. Bei Gewährung wird das Pflegegeld rückwirkend ab Antragstellung zwölfmal jährlich ausbezahlt. Bei Abweisung eines Antrages kann gegen den Bescheid beim Arbeits- und Sozialgericht Berufung eingelegt werden.

Stufe 1	Stufe 2	Stufe 3	Stufe 4	Stufe 5	Stufe 6	Stufe 7
€ 145,4	€ 268,0	€ 413,5	€ 620,3	€ 842,4	€ 1.148,7	€ 1.531,5

Beispiel
Bei einem monatlichen Betreuungsaufwand von mehr als 50 Stunden z. B. für Hilfe bei der Haushaltsführung, Beschaffung von Nahrungsmitteln und Gütern des täglichen Lebens und Hilfe bei der körperlichen Pflege erhält man Pflegegeldstufe 1 und somit eine monatliche Unterstützung von derzeit 145,40 Euro.

Mindesteinstufungen

Bei nachfolgend angeführten Behinderungen sind die aufgelisteten Mindesteinstufungen zu gewähren:

Sehbehinderung

Hochgradige Sehbehinderung	Stufe 3
Blinde Menschen	Stufe 4

Rollstuhlfahrer

Ohne Einschränkung der oberen Extremitäten und ohne Stuhl- und Harninkontinenz	Stufe 3
Ohne Einschränkung der oberen Extremitäten und mit Stuhl- und Harninkontinenz	Stufe 4
Mit funktioneller Einschränkung der oberen Extremitäten	Stufe 5

Während eines stationären Krankenhausaufenthaltes ruht das Pflegegeld mit Ausnahme des Aufnahme- und Entlassungstages.
Fallen die Voraussetzungen für den Pflegegeldbezug weg, muss innerhalb von vier Wochen eine Meldung an den Versicherungsträger ergehen.

Behindertenpass

Den Behindertenpass erhalten Personen mit österreichischer Staatsbürgerschaft, Personen eines EWR-Vertragsstaates und anerkannte Flüchtlinge, wenn ein Grad der Behinderung oder eine Minderung der Erwerbsfähigkeit von mindestens 50 % durch Bescheid oder Urteil festgestellt worden ist. Den Behindertenpass kann man beim örtlich zuständigen Bundessozialamt beantragen. Zum Antragsformular sind ärztliche Befunde und der Staatsbürgerschaftsnachweis beizulegen. Der Grad der Behinderung wird durch medizinische Sachverständige des Bundessozialamtes festgelegt. Personen mit einer manifesten Aidserkrankung werden in der Regel mit einer 50- bis 70%igen Behinderung eingestuft. Für Arbeitnehmer/Arbeitgeber treten damit Schutzbestimmungen und Förderungen sowie Steuererleichterungen in Kraft. Aber auch für Personen, die sich nicht mehr im Arbeitsprozess befinden, sind mit dem Behindertenpass diverse Vergünstigungen (z. B. Preisermäßigungen) verbunden. So kann beispielsweise die Autobahnvignette gratis bezogen werden, wenn Unzumutbarkeit der Benützung öffentlicher Verkehrsmittel nachgewiesen wurde. Ebenso kann der Behindertenpass Ermäßigungen bei Eintritten zu öffentlichen Veranstaltungen etc. bewirken. Manche Bundesländer stellen auch eigene Behindertenausweise aus, die zu Vergünstigungen bei lokalen Verkehrslinien führen können. Informieren Sie sich bei dem örtlich zuständigen Bundessozialamt (Adresse im Anhang S. 155).

Gebührenbefreiungen, Ermäßigungen und Vergünstigungen

Rundfunk- und Fernseh- sowie Telefongrundgebühren-Befreiung

Von den Gebühren befreit sind Personen mit Pflegegeldbezug sowie Personen, deren monatliches Nettoeinkommen derzeit 686,69 Euro (Alleinstehende), 979,70 Euro (zwei Personen) und 73,11 Euro (für jede weitere Person) nicht übersteigt. Anmeldeformulare des GIS (Gebühren Info Service) liegen bei den Banken und Trafiken auf. Es ist auch möglich, den Antrag online auszufüllen und abzuschicken (Anhang S. 161).

Rezept-, Krankenschein-, Ambulanz- und Taggebührbefreiung

Ohne Antrag von den Gebühren befreit sind:
– Bezieherin/Bezieher einer Pension mit Ausgleichszulage
– Patientinnen/Patienten mit anzeigepflichtigen übertragbaren Krankheiten wie z. B. Aids, Tuberkulose, Geschlechtskrankheiten, Hepatitis. Die Befreiung gilt nur für all jene Behandlungen, die sich unmittelbar auf die anzeigepflichtige Krankheit beziehen.

Da in Österreich erst die Erkrankung an Aids zu den meldepflichtigen übertragbaren Krankheiten zählt, sind HIV-Patientinnen/Patienten ohne manifeste Erkrankung nicht von der Rezeptgebühr befreit. Patientinnen/Patienten, die auf einer Spezialambulanz betreut werden, sind von der Ambulanzgebühr befreit.

Auf Antrag bei der zuständigen Krankenkasse:
Personen, deren monatliche Nettoeinkünfte derzeit 613,14 Euro (Alleinstehende) bzw. 874,76 Euro (Ehepaare) nicht übersteigen, können mittels Antragsformular, welches bei den Krankenkassen erhältlich ist, von der Gebühr befreit werden.

Preisermäßigungen in öffentlichen Verkehrsmitteln

Bei den österreichischen Bundesbahnen werden keine Vergünstigungen für Invaliditätspensionisten unter 60 Jahren bzw. Sozialhilfeempfänger angeboten. Lediglich für Personen mit Behindertenpass (Grad der Behinderung mindestens 70 %) werden die Fahrpreise ermäßigt.

Bei anderen öffentlichen Verkehrsmitteln (Bus, U-Bahn) bieten viele Betreiber Vergünstigungen für Mindestpensionisten, Pensionisten mit geringer Pension oder Sozialhilfebezieher ohne Altersgrenze an. Um diese Vergünstigungen zu erhalten, muss auf jeden Fall ein Antrag gestellt werden. Pass, Lichtbild, Meldezettel sowie Einkommensnachweise müssen dazu beigebracht werden.

Patientenservice

Langzeitbewilligung bestimmter Medikamente
Chronisch kranken Menschen, die ständig Medikamente brauchen, wird durch die Langzeitbewilligung bestimmter chefarztpflichtiger Medikamente ein Service geboten. Nach der Bewilligung des ersten Rezeptes durch den Chefarzt werden Klebeetiketten ausgegeben oder zugesandt, die auf die Rückseite der Rezepte geklebt werden müssen. Die Langzeitbewilligung kann über einen Zeitraum von sechs oder zwölf Monaten erteilt werden.

Apotheken
Eine patienten- und servicefreundliche Apotheke kann ebenfalls den Weg zur Krankenkasse ersparen. Informieren Sie sich in Ihrer Umgebung, welche Apotheke die Erledigung der Behördenwege für sie übernimmt.

Einen besonderen Service für Menschen mit HIV/Aids bietet die Marienapotheke in Wien (Adresse im Anhang S. 153) an.

Beihilfen

Wohnbeihilfe

Anspruch auf Wohnbeihilfe haben Eigentümer oder Mieter von sanierten oder geförderten Wohnungen, wenn die Belastungen durch Rückzahlung des Darlehens oder Grundzinses ein bestimmtes Maß übersteigen. Nähere Informationen können bei der örtlich zuständigen Landesregierung eingeholt werden.

Mietzinsbeihilfe

Anspruch auf Mietzinsbeihilfe haben Personen, wenn der Mietzins durch Einhebung eines Erhaltungsbeitrages auf mehr als 0,33 Euro je m^2 Nutzfläche erhöht wird (evtl. wegen Hausreparatur) und das Jahreseinkommen folgende Beträge nicht übersteigt:

Begünstigte	Jahreseinkommen
Hauptmieter	€ 7.267,28
Hauptmieter und 1. Mitbewohner	€ 9.084,10
Erhöhungsbetrag für jeden weiteren Mitbewohner	€ 617,72

Nähere Auskünfte erteilt das Finanzamt.

Freiwillige Sozialleistungen

Unterstützungsfonds der Pensions- und Sozialversicherungsträger

Unter Berücksichtigung der Einkommensverhältnisse und wenn das Leistungsbegehren in Zusammenhang mit Leistungen der Pensions- bzw. Krankenversicherung steht, kann ein Antrag an den Pensions- und Sozialversicherungsträger gestellt werden. Keinen Antrag können Personen stellen, die Sozialhilfe erhalten oder nach dem Behindertengesetz einen Anspruch auf die entsprechenden Leistungen haben.

Beispiel: Der Selbstbehalt bei Zahnersatz oder Reisekosten in Zusammenhang mit medizinischer Behandlung und Betreuung können beim Unterstützungsfonds der Krankenkasse eingereicht werden.

Unterstützungsfonds für Menschen mit Behinderungen

Besondere Hilfe kann Menschen ab einem Grad der Behinderung von mindestens 50 % gewährt werden, wenn soziale Notlagen in Zusammenhang mit der Behinderung entstanden sind. Anträge an diesen Fonds können an das örtlich zuständige Bundessozialamt gestellt werden.

Hämophiliefonds

Bereits 1989 fand die Gründung des Unterstützungsfonds für Personen, die durch medizinische Behandlung oder Tätigkeit mit HIV infiziert worden sind, und deren Angehörige statt. Dieser Fonds wurde zu Beginn von der pharmazeutischen Industrie gespeist. Heute wird der Fonds vom Bundesministerium für soziale Sicherheit und Generationen, den Bundesländern und der Pharmig, Vereinigung Pharmazeutischer Unternehmen, finanziert. Es werden ca. 1.453 Euro pro Monat an die anspruchsberechtigten Personen ausbezahlt. Zweck dieser Zahlungen ist es, den krankheitsbedingten Mehraufwand abzugelten.

Sonderfonds für Menschen mit HIV/Aids

AIDS Life

Der Verein wurde 1992 von *Gery Keszler* und *Dr. Torgom Petrosian* gegründet. Mit dem Reinerlös des jährlich abgehaltenenen Life-Balls in Wien erhalten zahlreiche Aids-Hilfsorganisationen Mittel zur finanziellen Unterstützung von Menschen mit HIV/Aids.

Positiv Leben. Verein für unbürokratische Hilfe

Der Unterstützungsfonds für in Not geratene Menschen mit HIV/Aids wurde 1992 von *Günther Tolar* gegründet (Adresse im Anhang S. 162). Die Aidshilfen Österreichs sind bei der Antragstellung behilflich.

Recht ist Wille zur Gerechtigkeit.
Gustav Radbruch

7. Recht

AIDS-Gesetz

In Österreich wurden 1982/1983 die ersten Aids-Fälle registriert. Da das bestehende Epidemiegesetz, welches Anzeigepflicht und Absonderung von erkrankten Personen vorsieht, wegen der Besonderheit von Aids nicht anwendbar war, entschloss man sich 1986, ein eigenes Aids-Gesetz zu erlassen. Dieses Gesetz, eines der liberalsten weltweit, konzentriert sich vorwiegend auf Beratung und Information und verzichtet weitgehend auf sanktionierte Gebote und Verbote mit Ausnahme der Prostitution. Für Betroffene sind einige wenige Punkte, wie im Folgenden beschrieben, relevant:

Im § 1 des Aids-Gesetzes wird die Definition Aids bestimmt.

Als aidskrank gilt jemand, der einen positiven HIV-Test und zumindest eine Indikatorerkrankung aufweist. Daraus ergibt sich, dass „gesunde" HIV-positive Menschen nicht unter dieses Gesetz fallen und auch nicht von der Meldepflicht betroffen sind und nicht als krank gelten. Dies ist vor allem hinsichtlich des Arbeitsrechts von Bedeutung.

Im § 2 des Aids-Gesetzes wird die Meldepflicht des Arztes bei Erreichen des Aids-Stadiums und bei Todesfall geregelt.

Der Arzt hat die Verpflichtung jede Aids-Erkrankung und jeden Todesfall an das Bundesministerium für soziale Sicherheit und Generationen zu melden.

Im § 3 des Aids-Gesetzes wird erklärt, dass die Meldung nur in anonymisierter Form erfolgen darf.

Die Meldung darf nur mit Initialen, Geburtsdatum und Geschlecht durchgeführt werden.

Im § 4 des Aids-Gesetzes wird das Berufsverbot und die Untersuchungspflicht für Prostituierte bestimmt.

Im § 5 des Aids-Gesetzes wird die Aufklärungspflicht gegenüber dem Infizierten bestimmt.

Wenn der Arzt eine HIV-Infektion feststellt, hat er die Pflicht, den Betroffenen über die Lebensgestaltung nach dem positiven Testergebnis und über den Infektionsschutz aufzuklären und zu beraten.

HIV und sexuelles Verhalten

Eine Infektion mit dem HI-Virus stellt für die betroffenen Frauen und Männer einen gravierenden Einschnitt im Leben dar, wovon alle Lebensbereiche, Sexualität eingeschlossen, berührt sind. Sexualität, gelebt als Teil des persönlichen Ausdrucks, der Lebensfreude und einer glücklichen Partnerschaft, wird von einem Moment auf den anderen durch die Diagnose HIV-positiv schwer belastet. Das Lebensbejahende und Lebenschaffende verkehrt sich in etwas, das mit Krankheit zu tun hat und womit andere Menschen gefährdet werden können. Dies kann, wenn unverantwortlich gehandelt wird, nicht zuletzt auch zu einem Konflikt mit dem Strafgesetz führen. Sich an diese neue Situation zu gewöhnen, braucht Zeit.

> Dennoch muss von allem Anfang an das Prinzip gelten: ich halte mich an die Safer Sex-Regeln.

Safer Sex

Nach heutigem Kenntnisstand ist das, was mit Safer Sex gemeint ist, dann gewährleistet, wenn keine körpereigenen Säfte wie Blut, Sperma oder Scheidensekret in den Organismus eines anderen Menschen gelangen. Zusätzlich ist zu vermeiden, dass Blut, Sperma oder Scheidensekret auf die Schleimhäute von Anus, Scheide, Penis oder Mund kommen. Das Prinzip Safer Sex verlangt bei jedwedem analen und vaginalen Geschlechtsverkehr zwingend die Benützung eines Kondoms und empfiehlt es auch bei genital-oralem Kontakt. Ein Samenerguss im Mund kann mit einem Risiko behaftet sein. Auch Scheidensekret, wenn es mit Blut vermischt auf die Mundschleimhaut gerät, birgt ein gewisses Infektionsrisiko.

Sexualität und Strafrecht

In Österreich können Personen, die an einer übertragbaren Krankheit leiden und Handlungen setzen, die geeignet sind, diese Krankheit weiter zu verbreiten nach §§ 178 und 179 (vorsätzliche bzw. fahrlässige Gefährdung von Menschen durch übertragbare Krankheiten) angezeigt und verurteilt werden. Im Zusammenhang mit HIV liegt ein Verstoß gegen das Gesetz auch dann vor, wenn keine HIV-Übertragung stattgefunden hat. Es genügt die Handlung, die eine HIV-Übertragung ermöglicht. Auch das Wissen und das Einverständnis des Sexualpartners, ungeschützten Sexualverkehr vorzunehmen, schützt nicht vor Strafe. Für Menschen, die von ihrer Infektion wissen, ist daher aus strafrechtlicher Sicht die Einhaltung der Safer Sex-Regeln dringend geboten. Außerdem ist es wichtig, sich mit den aktuellen juristischen Erkenntnissen zum Thema Safer Sex vertraut zu machen.

Prostitution

Personen, bei denen eine Infektion mit dem HI-Virus nachgewiesen wurde oder das Ergebnis einer Untersuchung nicht eindeutig negativ ist, ist es verboten, gewerbsmäßig sexuelle Handlungen vorzunehmen. Darüber hinaus haben sich Personen, die Tätigkeiten in diesem Sinne ausüben, in Abständen von drei Monaten einer amtsärztlichen Untersuchung zu unterziehen. Bei Nichteinhaltung dieser Bestimmung wird eine Verwaltungsübertretung begangen, die mit einer Geldstrafe bis zu 7250 Euro geahndet werden kann.

Blutspendesicherheitsgesetz

Mit dem 1999 in Kraft getretenen Bundesgesetz über die Gewinnung von Blut und Blutbestandteilen in Blutspendeeinrichtungen – Blutsicherheitsgesetz 1999 – wurde ein weiterer Schritt in der Sicherheitsgewährleistung des Blutspendewesens gesetzt.

Wer Blut spendet, muss die in den Blutspendeeinrichtungen gestellten Fragen nach Krankheiten und sexuellem Risikoverhalten wahrheitsgetreu beantworten.

> Das Blutspenden als eine Möglichkeit zu missbrauchen, sich über den eigenen HIV-Status Klarheit zu verschaffen, kann zu strafrechtlichen Konsequenzen führen.

Der HIV-Antikörpertest wird kostenlos und anonym von den Aids-Hilfen Österreichs durchgeführt (Adressen im Anhang S. 141). In Labors, Krankenhäusern, Gesundheitsämtern und bei niedergelassenen Ärztinnen/Ärzten kann er ebenfalls anonym durchgeführt werden, ist dort aber kostenpflichtig.

Arbeitsrecht

Mitteilungspflicht bei Bewerbungen
HIV-Infektion

Die Frage nach einer eventuellen HIV-Infektion ist im Rahmen einer Bewerbung nicht zulässig, da sie keine Beeinträchtigung und Einschränkung der Arbeitsfähigkeit bedeutet. D. h. durch die lange Inkubationszeit und durch den Fortschritt in der Medizin ist davon auszugehen, dass der HIV-Infizierte seine Arbeit lange Zeit ordnungsgemäß verrichten kann. Auch die Möglichkeit der Ansteckung am Arbeitsplatz ist ausgeschlossen, wenn allgemeine Hygienevorschriften eingehalten werden. Die Frage nach der HIV-Infektion ist daher weder unter dem Gesichtspunkt des Schutzes von Kollegen und Kunden noch unter dem Gesichtspunkt der Arbeitsfähigkeit zulässig. Stellenbewerber müssen daher die Frage nicht wahrheitsgemäß beantworten.

Aids-Erkrankung

Anders verhält es sich bei einer Aids-Erkrankung. Personen, die bereits an Aids erkrankt sind, dürfen diese Tatsache nicht leugnen, da die Arbeitsfähigkeit bereits eingeschränkt ist. Folglich ist die Frage nach einer möglichen Aids-Erkrankung zulässig und muss wahrheitsgemäß beantwortet werden.

HIV-Test als Einstellungsvoraussetzung

Es besteht keine gesetzliche Verpflichtung, sich vor der Aufnahme in ein Dienstverhältnis einer HIV-Untersuchung zu unterziehen. Der Stellenbewerber hat das Recht, den Test abzulehnen. Allerdings muss der Bewerber aufgrund der Ablehnung damit rechnen, den Arbeitsplatz nicht zu bekommen.

Bestehendes Arbeitsverhältnis

Da im sozialen Umgang keine Gefahr besteht, sich mit HIV zu infizieren, ist der Arbeitgeber, so ferne er von der HIV-Infektion Kenntnis hat, nicht dazu verpflichtet, andere Arbeitnehmer darüber aufzuklären. Er ist vielmehr dazu verpflichtet diese Information bzw. Kenntnis im Sinne des Persönlichkeitsschutzes geheim zu halten.

Es gelten die gleichen Regeln wie bei der Einstellung. Der Arbeitnehmer ist nicht verpflichtet, sich einem HIV-Test zu unterziehen. Willigt der Arbeitnehmer trotzdem ein, so obliegt das Ergebnis der ärztlichen Schweigepflicht. Eine Entbindung der Schweigepflicht kann nur durch den Betroffenen selbst erteilt werden.

Entlassung

Weder die HIV-Infektion noch die Aids-Erkrankung stellen einen berechtigten Entlassungsgrund dar, da ein Arbeitnehmer prinzipiell nicht wegen Krankheit entlassen werden darf.

Kündigung

Im Gegensatz zu einer Entlassung müssen bei der Kündigung Fristen und Termine eingehalten werden. Eine HIV-Infektion darf jedoch nicht als Begründung für eine Kündigung herangezogen werden. Eine Aids-Erkrankung ist ebenfalls keine Rechtfertigung für eine Kündigung, solange keine völlige Arbeitsunfähigkeit gegeben ist.

Schuldnerberatung

Viele Betroffene haben mit Schulden zu kämpfen. Das mag daran liegen, dass vor allem junge und Menschen mittleren Alters von der Krankheit bedroht sind. Durch einen massiven Einbruch der Gesundheit ist es den Betroffenen oft nicht mehr möglich, den Leistungsanforderungen, die ein Arbeitsleben mit sich bringt, nachzukommen. Viele gehen auch in Frühpension, andere werden arbeitslos und dadurch verringert sich das monatliche Einkommen drastisch. Bevor einem der Schuldenberg über den Kopf wächst und zusätzliche psychische Stresssituationen verursacht, sollte man sich an eine Schuldnerberatungsstelle, die in allen Bundesländern vertreten sind, wenden. Diese leisten professionelle Hilfe, wenn Menschen in finanzielle Schwierigkeiten geraten sind. Sie bieten Einzelpersonen, Familien und Haushalten Hilfe an, um die Verschuldung zu beseitigen oder zu verringern. Seit 1995 gibt es auch die Möglichkeit, Privatkonkurs anzumelden. Der Privatkonkurs ist eine Chance zur umfassenden Schuldenregulierung. Für das Konkursverfahren ist das Bezirksgericht zuständig. Die Schuldnerberatungsstellen, die kostenlos in Anspruch genommen werden können, unterstützen die Schuldner bei den außergerichtlichen und gerichtlichen Bemühungen und können auch im gerichtlichen Schuldenregulierungsverfahren vertreten.

Ärztegesetz

Ärztliche Schweigepflicht

Ärztinnen/Ärzte sind nach § 54 des Ärztegesetzes zur Verschwiegenheit verpflichtet. Der Arzt hat somit die Verpflichtung, alles was er in Ausübung seines Berufes erfährt, als Geheimnis zu betrachten. Bei Verletzung der Schweigepflicht kann der Arzt nach § 121 StGB belangt werden. Ausnahmen von der Verschwiegenheitspflicht sind, wenn die/der Patientin/Patient selbst die/den Ärztin/Arzt von der Schweigepflicht entbindet. Weitere Ausnahmen von der Verschwiegenheitspflicht ergeben sich, wenn gesetzliche Meldebestimmungen vorliegen. Da die Diagnose Aids meldepflichtig ist, ist die/der Ärztin/Arzt nach den Bestimmungen, die im Aids-Gesetz beschrieben sind, verpflichtet, dies zu melden. Gegenüber Sozial- und Pensionsversicherungsanstalten ist die/der Ärztin/Arzt ebenfalls von der Verschwiegenheitspflicht entbunden. Gegenüber diesen Anstalten muss er die Art der Erkrankung bekannt geben. Selbstverständlich haben die Sozial- und Pensionsversicherungsträger ihrerseits Verschwiegenheitspflicht und dürfen Diagnosen nicht an Dritte weiterleiten. Eine weitere Ausnahme von der Verschwiegenheitspflicht besteht ebenfalls, wenn die/der Ärztin/Arzt zur Überzeugung kommt, dass die/der HIV-positive oder an Aids erkrankte Patientin/Patient den Ehe- bzw. Sexualpartner nicht über die Infektion informiert und die Safer Sex Regeln nicht beachtet. Dann ist die/der Ärztin/Arzt nicht nur zur Mitteilung berechtigt, sondern ist sogar dazu verpflichtet.

Informationspflicht gegenüber der/dem Ärztin/Arzt

Grundsätzlich haben HIV-Positive oder an Aids erkrankte Menschen keine Informationspflicht gegenüber der/dem behandelnden Ärztin/Arzt. Trotzdem empfiehlt es sich, die/den Ärztin/Arzt darüber aufzuklären, um notwendige Behandlungen unter Berücksichtigung der Infektion oder der Erkrankung durchführen zu können.

Patientenanwaltschaft/Patientenvertretung

Jedes Bundesland verfügt über eine eigene Patientenanwaltschaft (Adressen im Anhang S. 156), die als Anlaufstelle für Probleme im Gesundheitsbereich zur Verfügung steht. Die Leistungen wie Bearbeitung und Prüfung bei Beschwerden und Missständen sowie Vermittlung bei außergerichtlichen Schadensforderungen können kostenlos in Anspruch genommen werden.

Patientenverfügung/Patiententestament

Nicht wenige Menschen stehen der hochentwickelten Apparatemedizin auf den Intensivstationen durchaus kritisch gegenüber und lehnen die entsprechenden lebensverlängernden Maßnahmen grundsätzlich ab. Sie haben die Möglichkeit, dies der/dem behandelnden Ärztin/Arzt in einer schriftlichen Verfügung im Vorhinein mitzuteilen, sodass bei Bewusstlosigkeit, Koma oder Verwirrtheit im Ernstfall entsprechend verfahren wird. Die/der Ärztin/Arzt muss den Willen der Patientin, des Patienten respektieren. Am besten ist es, die Patientenverfügung mit eigenen Wort im Beisein eines Rechtsbeistands abzufassen. Die Hospizvereine (Adressen im Anhang S. 153) stellen aber auch entsprechende Vordrucke zur Verfügung.

Datenschutz

In Österreich besteht ein Grundrecht auf Datenschutz. Das heißt, dass jeder Mensch Anspruch auf Geheimhaltung der ihn betreffenden personenbezogenen Daten hat, soweit daran ein schutzwürdiges Interesse, insbesondere im Hinblick auf die Achtung seines Privatlebens, gegeben ist. Die Information, dass jemand HIV-positiv ist, stellt eine personenbezogene Information dar, auf deren Geheimhaltung man ein schutzwürdiges Interesse hat. Die unberechtigte Weitergabe von Kenntnissen über den HIV-Status einer Person ist daher unerlaubt und kann strafrechtlich geahndet werden.

Einreise- und Aufenthaltsbestimmungen für Menschen mit HIV und Aids weltweit

Viele Staaten haben gegenüber Menschen mit HIV/Aids Sonderregelungen in Bezug auf Einreise- und Aufenthaltsbestimmungen erlassen. Die Zahl dieser Länder ist umfassend und bietet durchaus Grund zu erheblicher Kritik, bedeuten diese Maßnahmen doch, dass nicht Integration, sondern Trennung und Ausgrenzung zum Prinzip erhoben worden sind.

Dabei fällt auf, dass nicht nur Staaten wie z. B. Libyen und der Irak, sondern auch die USA ein Einreiseverbot verhängt haben. Mit Ausnahme afrikanischer Staaten haben die meisten stark von der Epidemie betroffenen Länder Einreiserestriktionen erlassen.

Innerhalb der EU-Länder nimmt Deutschland eine Sonderrolle ein, da das Bundesland Bayern Einreisebeschränkungen für all jene Menschen mit HIV/Aids erlassen hat, die nicht EU-Bürgerinnen und Bürger sind (mit Ausnahme der Schweiz und Norwegen).

Keinerlei Einreise- und Aufenthaltsbestimmungen bestehen für folgende Länder:

AFRIKA	Äthiopien	Kenia	Ruanda
	Angola	Kongo	Sambia
	Burkina Faso	Madagaskar	Senegal
	Burundi	Malawi	Simbabwe
	Elfenbeinküste	Marokko	Swasiland
	Eritrea	Mauretanien	Tansania
	Gabun	Mosambik	Togo
	Gambia	Niger	
	Guinea	Nigeria	
EUROPA	Belgien	Italien	Österreich
	Dänemark	Liechtenstein	Portugal
	Finnland	Malta	Rumänien
	Frankreich	Monaco	Schweden
	Großbritannien	Niederlande	Schweiz
	Irland	Norwegen	Tschechien
NORD-/MITTELAMERIKA	Mexiko		
SÜDAMERIKA	Brasilien	Uruguay	
	Peru	Venezuela	

Für folgende Länder bestehen Einreise- bzw. Aufenthaltsbeschränkungen:

EUROPA	Bosnien-Herzegowina	Russische Föderation
	Belarus	Slowakei
	Bulgarien	Spanien
	Deutschland	Ukraine
	Estland	Ungarn
	Griechenland	Zypern
	Polen	
ASIEN	Bangladesch	Libanon
	Bahrain	Malaysia
	China	Malediven
	Georgien	Pakistan
	Indien	Philippinen
	Iran	Singapur
	Jemen	Syrien
	Kasachstan	Taiwan
	Katar	Usbekistan
	Kirgisistan	Vereinigte Arabische
	Kuwait	Emirate

NORD-/ MITTELAMERIKA	Belize Guatemala Honduras Kanada Kuba	Panama St. Kitts- und Nevisinseln St. Vincent und Grenadinen Trinidad und Tobago
SÜDAMERIKA	Argentinien Aruba Bolivien Chile Dominikanische Republik Ecuador	Guyana Kolumbien Montserrat Nicaragua Paraguay
AFRIKA	Ägypten Botswana Guinea-Bissau Jordanien Jungferninseln Libyen	Seychellen Südafrika Surinam Tunesien Uganda
AUSTRALIEN/ OZEANIEN	Australien Marshall-Islands Mikronesien	Neuseeland Papua-Neuguinea

Folgende Länder verweigern Menschen mit HIV/Aids die Einreise:

ASIEN	Armenien China außer Hongkong Irak	Mongolei Saudi-Arabien Turkmanistan
NORD-/MITTELAMERIKA		USA
AFRIKA	Sudan	

Folgende Länder verweigern Menschen mit HIV/Aids die Einreise, führen aber keine Kontrollen durch:

ASIEN	Brunei Indien Katar Korea Oman	Russische Föderation Sri Lanka Thailand Vietnam

Patientenrechte

Die Patientenrechte wurden in den letzten Jahren stark ausgebaut und weiterentwickelt. Sie beruhen im wesentlichen darauf, dass der Patient nicht mehr unmündiger Schutzbefohlener, sondern selbstbestimmter Vertragspartner ist. Zwischen Patientin/Patient und Ärztin/ Arzt bzw. Rechtsträger einer Krankenanstalt wird ein Behandlungsvertrag geschlossen.

In Österreich können sich Patientinnen/Patienten im Wesentlichen auf folgende Rechte berufen:

Das Recht auf ärztliche Aufklärung

Die/der Ärztin/Arzt hat die Verpflichtung, jeden Patienten ausführlich, fachgerecht und zeitgerecht über das Krankheitsbild, Behandlungsoptionen, oder notwendige Eingriffe wie Operationen zu informieren. Die/der Ärztin/Arzt ist verpflichtet, den Patienten in einer für einen medizinischen Laien verständlichen Art aufzuklären. Die/der Ärztin/Arzt muss aber auch den Wunsch eines Patienten, der keine Aufklärung haben will, respektieren. Das Recht auf Aufklärungsverweigerung gehört ebenfalls zu den Selbstbestimmungsrechten. Der Patient hat das Recht, Behandlung zu verweigern. Jede Behandlung bedarf ausdrücklich der Zustimmung des Patienten. Verweigert ein Patient, der einen klaren und eindeutigen Willen äußern kann, die Behandlung, so muss sein Wille respektiert werden, auch wenn es möglicherweise zu seinem Nachteil ist.

Das Recht auf fachgerechte und möglichst schmerzarme Behandlung

Der Patient hat das Recht auf eine dem aktuellen Wissensstand entsprechende fachgerechte Behandlung und bei Bedarf auf umfassende Schmerztherapie. Obwohl für eine adäquate Schmerzbehandlung bereits eine Reihe von hochwirksamen Möglichkeiten zur Verfügung stehen, wird dem Thema Schmerz immer noch zu wenig Aufmerksamkeit gewidmet.

Das Recht auf Wahrung der Privatsphäre und Vertraulichkeit

Der Patient hat das Recht auf Wahrung seiner Privat- und Intimsphäre auch in Mehrbettzimmern.

Das Recht auf Datenschutz

Grundsätzlich unterliegen alle Daten der Verschwiegenheitspflicht, wenn nicht aufgrund besonderer Umstände eine Weitergabe gesetzlich erlaubt ist. Die Krankengeschichten eines jeden Patienten müssen von den Krankenanstalten bzw. Ordination so aufbewahrt werden, dass unbefugte Personen keine Einsicht nehmen können.

Das Recht auf Einsicht in die Krankenakten bzw. Ausfolgung

Das Recht auf Einsicht/Ausfolgung hat der Patient selbst, der gesetzliche Vertreter, der Sachwalter eines Patienten sowie Sozial-, Kranken- und Privatversicherungsanstalten zum Zwecke der Kostenübernahme. Angehörige haben ohne Einwilligung des Patienten grundsätzlich kein Recht auf Einsicht in die Krankenakten bzw. auf deren Ausfolgung.

Das Recht auf Erste Hilfe
Personen, deren geistiger oder körperlicher Zustand wegen Lebensgefahr oder einer sonst nicht vermeidbaren schweren Gesundheitsschädigung sofortige Behandlung benötigen, dürfen nicht abgewiesen werden.

Das Recht auf freie Arztwahl
Patienten muss nach Möglichkeit das Recht auf freie Arztwahl eingeräumt werden.

Das Recht auf psychologische und religiöse Betreuung
Laut dem Bundeskrankenanstaltengesetz hat jedes Krankenhaus ausreichende klinisch psychologische und gesundheits-psychologische Betreuung sicherzustellen. Ebenso steht dem Patienten, wenn er es wünscht, religiöser Beistand zu. Es stehen dafür Krankenhausseelsorger zur Verfügung. Der Patient kann aber auch einen Seelsorger seines Vertrauens hinzuziehen.

Das Recht auf Besuchs- und Kontaktmöglichkeiten
Der Patient hat das Recht auf ausreichende Besuchs- und Kontaktmöglichkeiten mit der Außenwelt. Bei Verschlechterung des Gesundheitszustandes muss auch außerhalb der Besuchszeiten Kontakt mit Vertrauenspersonen möglich sein.

Das Recht auf Sterbebegleitung
Es muss gewährleistet sein, dass Menschen in ihrer letzten Lebensphase ein Optimum an menschlicher und medizinischer Hilfe zufließt. Bei der Behandlung von sterbenden Menschen mit einem hohen Leidensdruck ist die passive Sterbehilfe zulässig und in Österreich straffrei. Passive Sterbehilfe heißt, auf die Fortführung von lebenserhaltenden Maßnahmen zu verzichten. Die aktive Sterbehilfe ist in Österreich unzulässig.

Das Recht auf soziale Hilfeleistung vor Entlassung aus dem Krankenhaus
Patienten, deren weitere häusliche Pflege nicht geklärt ist, haben das Recht auf Organisation der weiteren ambulanten Betreuung.

Das Recht auf vorzeitige Entlassung
Der Patient hat das Recht, den Behandlungsvertrag vorzeitig aufzulösen und die Entlassung aus dem Krankenhaus zu verlangen. Von diesem Recht sind Patienten, die durch eine behördliche Einweisung in einem Krankenhaus aufgenommen sind und Patienten, die an einer ansteckenden schweren Erkrankung leiden, ausgenommen.

Das Recht auf Ausstellung eines Patientenbriefes
Der Patientenbrief muss spätestens bei Entlassung an den Patienten übergeben werden und muss so verfasst sein, dass er vom Patienten selbst gelesen werden kann. Sollte der Patientenbrief nicht ausgehändigt werden können, so ist wenigstens ein Kurzbrief, der Diagnose, Medikation und Kontrolltermin enthalten muss, auszuhändigen.

Das Recht auf Schadensersatz bei Behandlungsfehlern bzw. Kunstfehlern
(siehe Kapitel Patientenanwaltschaft/Patientenvertretung, S. 110)

Mittlerweile ist in jedem Krankenhaus ein Ombudsmann tätig, an den sich Patientinnen und Patienten um Rat und Hilfe wenden können.

*Meine Lebensfreude will
ich mit in den Tod nehmen.*

Napoleon Seyfarth

8. Lebensstil

Lebensstil

Die Frage des persönlichen Lebensstils wird von jedem Menschen ganz individuell zu beantworten sein und hängt von sehr vielen unterschiedlichen Faktoren ab. Darüber hinaus ist diese Frage im Laufe eines Lebens immer wieder neu zu stellen und zu beantworten. Außerdem gibt es dafür keine Rezepte und schon gar kein Patentrezept. Sich aus der Fülle der Hinweise, Tipps und Anregungen das herauszupicken, was zu einem passt, was einem gut tut und wovon man sich eine Bereicherung des Lebens erwartet – darin liegt die Kunst. Somit könnte die Frage nach dem Lebensstil auch schon als beantwortet gelten. Ist sie aber nicht, denn es gibt Ereignisse und Umstände, die von einem Moment auf den anderen eine grundlegende Änderung des Lebensstils erfordern, ob man nun will oder nicht. Die Konfrontation mit der Diagnose einer schweren chronischen Erkrankung zählt sicherlich zu den nachhaltig eingreifenden Umständen im Leben eines Menschen. Die selbstverständlich und gerne in den Hintergrund des Bewusstseins gerückte Frage nach der Endlichkeit der menschlichen Existenz steht plötzlich mitten im Raum und will wahrgenommen werden. Es gibt kein Vorbeimogeln. Der Kampf will aufgenommen werden und zwingt zu Entscheidungen. In der Notwendigkeit, die Frage nach dem persönlichen Lebensstil trotz und wegen der Diagnose neu zu stellen, darin liegt eine besondere Herausforderung. Sich ihr zu stellen, ist bereits ein signifikanter Ausdruck des geänderten Lebensstils. Alles Weitere geht Schritt für Schritt. Für Menschen mit HIV/Aids gilt, was für Menschen mit anderen Erkrankungen auch gilt: ein auf die höchst individuellen Verhältnisse zugeschnittener Lebensstil kann den Verlauf der Erkrankung positiv beeinflussen. Für Menschen mit HIV/Aids kommt noch ein Quäntchen mehr dazu. Der neu gewonnene persönliche Lebensstil soll auch helfen, sich vor seelischen Verletzungen durch ignorante, intolerante oder einfach auch nur dumme Menschen zu schützen.

Persönlicher Lebensstil

Der Mensch ist, was er isst

Dieser Satz, er könnte auch anders formuliert sein – Der Mensch isst, was er ist – ist so einfach wie wahr und schon seit sehr langer Zeit gültig. Jedenfalls schon viel länger, als uns die vielen Ernährungsratgeber und Illustriertentipps weismachen wollen. Wieviel Ideologie hinter Ernährungsgewohnheiten steckt, aber auch hinter den gut gemeinten Tipps, das wissen wir und braucht hier nicht erörtert zu werden.

Das Wirken der freien Radikale

Bei Vorliegen einer HIV-Infektion steht die Viruslast, deren Erhöhung bzw. Reduzierung, im Mittelpunkt des Geschehens, könnte salopp formuliert werden, was nicht heißen soll, alle anderen Befunde und Parameter seien unbedeutend. Eine bewusste und auf die persönlichen Bedürfnisse zugeschnittene Ernährung fördert das Wohlbefinden und wirkt sich insgesamt positiv auf das Immunsystem aus. Eine erhöhte Virusvermehrung führt zu einem verstärkten oxidativen Stress im Körper. Dieser Stress wird durch die sogenannten freien Radikale erzeugt. Sie entstehen auch durch erhöhten Alkoholkonsum, durch Zigarettenrauch, intensives Sonnenbaden, zu starkes UV-Licht, durch Medikamente usw.

Diese freien Radikale gilt es zu binden, was am besten mit Hilfe antioxidativer Vitamine, hauptsächlich C und E, mit Hilfe von Mineralstoffen und sekundären Pflanzenstoffen gelingt. Eine kurze Übersicht soll veranschaulichen, welche Schutzstoffe in welchen Lebensmitteln hauptsächlich vorhanden sind:

Schutzstoffe	Lebensmittel
Antioxidative Vitamine	Frisches Obst und Gemüse
Antioxidative Spurenelemente	Milchprodukte und gelegentlich Fisch
Sekundäre Pflanzenstoffe	Gemüse, Blattsalate, Obst, Hülsenfrüchte und Getreideprodukte
Ballaststoffe	Vollkornprodukte, Gemüse, Obst
Substanzen in fermentierten Lebensmitteln	Milchsaure Produkte wie z. B. Joghurt, Sauermilch, Sauerkraut und Topfen

Menschen mit HIV/Aids haben einen gesteigerten Eiweißbedarf. Deshalb sollten pro Woche vier fettarme Fleischmahlzeiten und zwei Fischmahlzeiten auf dem Speiseplan stehen. Fische mit reichlich Omega-3-Fettsäuren wie z. B. Hering oder Makrele sind wegen ihrer immunstimulierenden Eigenschaften besonders zu empfehlen. Darüber hinaus sollten zwei Portionen Milchprodukte am Tag verzehrt werden. Bei der Zubereitung von Fleisch und Fisch ist darauf zu achten, dass die Speisen ausreichend gegart sind. Sushi und Desserts mit rohen Eiern (Tiramisu) sind völlig vom Speiseplan zu streichen, um Lebensmittelinfektionen vorzubeugen.

Sich in diesem Sinn gesund zu ernähren, ist weder teuer noch zeitaufwendig. Es heißt möglicherweise, sich umzustellen und sich in Ernährungsfragen neu zu orientieren: Junkfood nur noch in Ausnahmefällen zu essen, dafür möglichst oft frisch zubereitete Speisen zu sich nehmen. Neben einer ausgewogenen und abwechslungsreichen Ernährung ist es aber auch ganz wichtig, auf eine ausreichende Flüssigkeitszufuhr zu achten. Säfte aus Äpfeln, Orangen, Birnen, Trauben und schwarzen Johannisbeeren mit Wasser verdünnt, eignen sich dafür besonders.

Infektionsbedingte Beschwerden und Ernährung

Für Menschen, mit HIV/Aids, ist es jedoch nicht immer möglich, für eine ausgewogene und abwechslungsreiche Ernährung zu sorgen. Das vor allem dann nicht, wenn gesundheitliche Probleme wie Fieber, Übelkeit, Durchfälle, Appetitlosigkeit, Schluckbeschwerden oder Mundtrockenheit, die durch den HIV-spezifischen Krankheitsverlauf oder als Nebenwirkungen der Therapie entstehen können, im Vordergrund stehen. Selbstverständlich müssen auftretende Beschwerden und Krankheitssymptome ärztlich untersucht und behandelt werden. Zur Linderung sowie zur Verbesserung des Nährstoffhaushaltes kann aber selbst auch einiges beigetragen werden.

Durchfall (Diarrhö)
Im Verlauf einer HIV-Infektion kann es zu einem häufigen Auftreten von Durchfällen kommen, entweder als Folge der Erkrankung oder als eine therapiebedingte Nebenwirkung. Worauf neben einer Erhöhung der Flüssigkeitszufuhr besonders zu achten ist.
- Um den Elektrolythaushalt auszugleichen, sollten pro Tag mindestens drei Liter zu sich genommen werden. Dafür eignen sich besonders leicht gesüßter Tee mit einer Prise Salz, Gemüsesuppe, Coca Cola, Heilkräutertees sowie stark verdünnte Säfte.
- Alt bewährte Hausmittel wie z. B. geriebene Äpfel, man sollte sie braun werden lassen, reife zerdrückte Bananen, Reis- oder Haferschleim, schwarzer Tee (mindestens fünf Minuten ziehen lassen), oder geriebene Karotten wirken wasserbindend.
- Schwer verdauliche oder blähende Speisen wie Hülsenfrüchte, verschiedene Kohlsorten, Zwiebeln, Lauch, Rohkost, frisches

Obst, Vollkornprodukte, fette und gebratene Speisen sollten vermieden werden. Ebenso sollte auf Genussmittel wie Alkohol, Koffein und Nikotin verzichtet werden.
- Bei langen Durchfällen ist es unbedingt notwendig, zusätzlich Vitamine und Mineralstoffe zu sich zu nehmen.
- Bei Durchfall aufgrund von Milchzuckerunverträglichkeit sollte die Aufnahme von Milch vermieden werden.

Verstopfung (Obstipation)
Um bei einer Verstopfung die Verdauung wieder in Gang zu bringen, sollten bevorzugt ballaststoffreiche Lebensmittel wie Vollkornprodukte zu sich genommen und vor allem viel getrunken werden. Zwei bis zweieinhalb Liter sollten es pro Tag mindestens sein.

Einige Tipps, die zusätzlich helfen können, die Beschwerden zu lindern:
- 1 bis 2 Glas Mineralwasser morgens nach dem Aufstehen, eventuell mit 1 bis 2 Teelöffel Obstessig versetzt;
- Leinsamen, Kleieprodukte sowie Kräuter und Gewürze wie Basilikum, Knoblauch, Rosmarin, Curry, Ingwer, Koriander, Pfeffer, Zimt können die Verdauung wieder in Schwung bringen;
- vor jeder Mahlzeit etwas Salat, rohes Gemüse oder Obst, jedoch keine Bananen essen;
- Stopfende Lebensmittel wie Schokolade, Kakao, schwarzen Tee, gekochte Eier oder Auszugmehl sollten weitgehend vermieden werden.

Übelkeit und Erbrechen (Nausea)
Wenn nach der Einnahme von Medikamenten Übelkeit auftritt, ist es sinnvoll, die Mahlzeiten zu verschieben. Erfahrungsgemäß ist es auch günstig, morgens die größere Mahlzeit einzunehmen. Nachfolgende Tipps können helfen, die Beschwerden zu lindern:
- Trockene Lebensmittel bevorzugen, langsam essen, gründlich Kauen und kleinere Mahlzeiten;
- Pfefferminztee oder Pfefferminzbonbons nach dem Essen helfen generell gegen Übelkeit;
- Toast, Zwieback, Suppen, Eintöpfe, Kartoffeln, Reis, Kompotte und kalte Getränke eignen sich am besten.

Anorexie (Appetitlosigkeit)
Bei extremer Appetitlosigkeit gilt für die Ernährung das Lustprinzip. Gegessen werden sollte, wonach einen gelüstet. Allerdings sollten

Persönlicher Lebensstil

bei langfristigem Nährstoffmangel Zusatzpräparate wie Trinknahrung zu sich genommen werden.
Appetitanregend können zudem sein:
- Ein Glas Sherry oder Sekt;
- Traubenzucker, ein Stück Apfel, eine Tasse Hühnersuppe oder ein Stängel Petersilie;
- Kräuter wie Basilikum, Bohnenkraut, Kerbel, Ingwer, Koriander, Petersilie und Wacholder;
- Keine Getränke vor den Mahlzeiten, das füllt den Magen und mindert den Appetit;
- Kleine und hübsch angerichtete Portionen;
- Kein Nikotin vor dem Essen, gehen Sie spazieren und tanken Sie frische Luft.

Schluckbeschwerden
Entzündungen im Mund- und Rachenraum können beim Essen schmerzhaft sein, dämpfen den Appetit und führen in der Folge zu einer beschränkten Nahrungsaufnahme.
Einige Tipps, wie Sie sich helfen können:
- Kühle Getränke, pürierte Speisen und Suppen sind besser verträglich;
- Zusätzliche Trinknahrung verhindert Nährstoffmangel;
- Als Getränke sind stilles Wasser sowie Kamillen-, Fenchel- oder Salbeitee zu empfehlen;
- Scharfe, salzige und säurehaltige Speisen sollten vermieden werden;
- Bei Pilzbefall können regelmäßige Spülungen mit Teebaumöl hilfreich sein;
- Bei starken Schmerzen kann die Einnahme von Schmerzmitteln vor dem Essen Erleichterung verschaffen.

Fieber
Menschen mit erhöhter Temperatur haben einen erhöhten Nährstoffbedarf. Energie- und kalorienreiche Kost sowie viel Flüssigkeit sind daher wichtige Maßnahmen.
Tipps, die im Weiteren zu beachten sind:
- Bei erhöhtem Wasserverlust durch Schwitzen kann der Elektrolythaushalt durch isotonische Getränke, durch Hühner- oder Gemüsesuppe sowie durch Salzstangen ausgeglichen werden;
- Um den erhöhten Kalorienbedarf zu decken, ist zusätzliche Trinknahrung ebenfalls zu empfehlen.

Periphere Neuropathie (Nervenschmerzen)
Zu den alternativen Behandlungsmethoden, die eine schmerzlindernde Wirkung haben, gehören Ingweröl, das in Apotheken erhältlich ist. Preiswerter ist es, gemahlenen Ingwer zu verwenden. Eine Messerspitze Ingwer in Wasser oder Saft gerührt oder frische Ingwerknollen, als Tee aufgebrüht, können eine ähnliche Wirkung erzielen.

Die Bioelektrische Impedanz-Analyse (BIA)

Die *Bioelektrische Impedanz-Analyse* ist eine wissenschaftlich anerkannte Methode, die zur Messung und Bestimmung des Ernährungszustandes und zum Monitoring von ernährungstherapeutischen Maßnahmen geeignet ist. Mit den eingegebenen Daten von Körpergröße, Alter, Gewicht und Geschlecht können mittels Elektroden, die an Händen und Füßen festgemacht werden, folgende Werte gemessen werden:
– Stoffwechselaktive Körperzellen
– Extrazellulärmasse
– Zellanteil
– Köperwasser
– Wasserverteilung innerhalb und außerhalb der Zellen
– Magermasse
– Fettmasse

Bei Menschen mit HIV/Aids kommt es oft ohne sichtbaren Gewichtsverlust zu einem schleichenden Abbau aktiver Köperzellen und in der Folge zu Mangelerscheinungen. Daher ist es ratsam, möglichst früh regelmäßige BIA-Kontrollen durchzuführen zu lassen. Die Messergebnisse helfen, bei einem schlechten Ernährungszustand rechtzeitig geeignete therapeutische Schritte setzen zu können. Nähere Informationen und Auskünfte erhalten Sie über Ernährungswissenschaftliche Dienste in Krankenhäusern sowie bei einzelnen Aidshilfen (Adressen im Anhang S. 141).

Sporttherapie steigert Lebensqualität

Regelmäßige Bewegung, aber auch Ausdauersport verbessern den körperlichen Allgemeinzustand und tragen so zu einer Erhöhung der Lebensqualität bei. Das gilt im besonderen auch für Menschen mit HIV/Aids. Vor der Aufnahme regelmäßiger sportlicher Aktivitäten sollte jedoch eine ärztliche Untersuchung durchgeführt werden, in deren Rahmen mittels Ergometrie die Sporttauglichkeit festgestellt und individuelle Trainingsbereiche ermittelt werden. Neben einer positiven Beeinflussung der Leistungsfähigkeit werden vor allem auch eventuell vorhandene Fettverteilungsstörungen günstig beeinflusst. Selbst bei HIV-infizierten Menschen, die sich einer HAART unterziehen, lässt sich durch Ausdauersport eine Verbesserung des Lipidprofils erreichen, was gleichzeitig mit einer Verringerung des Herzerkrankungsrisikos einhergeht. Ausdauersport wirkt auch massiven Beschwerden wie Muskelschwund, hohen Cholesterinwerten, Stoffwechselstörungen und Knochenschwund entgegen.

Mindestens genauso wichtig ist jedoch auch ein neues Körpererlebnis, denn mit den Muskeln wächst die Lust am Training und damit kehrt auch ein Stück Lebensfreude zurück. Der Blick auf den eigenen Körper verändert sich, was insgesamt auch wieder etwas mehr Mut schöpfen und Vertrauen zu sich selbst gewinnen lässt. Auch dabei ist es wichtig, den eigenen Befindlichkeiten entsprechend vorzugehen und die Aktivitäten so zu dosieren, dass die Lust daran erhalten bleibt. Einige Aidshilfen bieten Sporttherapien an (Adressen im Anhang S. 141).

Haustiere

Durch ein Heimtier, das ist erwiesen und zeigt sich immer wieder im Alltag, wird die Gesundheit des Menschen ganzheitlich gefördert. Wenn die Versorgung gewährleistet ist, gibt es keinen Grund, sich wegen einer HIV-Infektion oder Erkrankung an Aids von einem Haustier zu trennen. Bei fortgeschrittener Immunabwehrschwäche sollte Tierkot wenn möglich allerdings mit Handschuhen entsorgt werden.

Reisen

Bei einer asymptomatisch oder sogar leicht symptomatisch verlaufenden HIV-Infektion gibt es keinen Grund, auf Reisen zu verzichten. Dennoch sollten vor allem bei Reisen in Länder mit einem eher niedrigen Hygienestandard rechtzeitig einige wichtige Vorkehrungen getroffen werden. Dazu gehört insbesondere eine gemeinsam mit der/dem Ärztin/Arzt individuell zusammengestellte Reiseapotheke. Damit ausgestattet, können kleinere gesundheitliche Beschwerden und Probleme selbständig gemeistert werden. Außerdem ist es von Vorteil, wenn im Ernstfall vertraute und bewährte Medikamente zur

Hand sind. Wichtig ist außerdem, dass Medikamente, die regelmäßig einzunehmen sind, in ausreichender Menge mitgenommen werden. Unter Umständen empfiehlt es sich auch, eine englischsprachige Symptom- und Diagnosebeschreibung mitzunehmen. Im Urlaub sollte besonders darauf geachtet werden, was gegessen und getrunken wird. Generell sollte auf ungekochte Speisen, rohes oder zu wenig gegartes Fleisch, rohen Fisch und rohe Meeresfrüchte sowie Eis, Speiseeis und geschälte Früchte verzichtet werden. Am besten ist der gänzliche Verzicht darauf. Leitungswasser sollte keinesfalls getrunken werden. Wasser nur abgekocht oder aus original verschlossenen Flaschen, am besten mit Kohlensäure versetzt, trinken.

Wichtig ist zum einen, darauf zu achten, dass eventuell empfohlene Impfungen durchgeführt werden. Zum anderen gibt es eine Reihe von Staaten, die explizite Einreisebeschränkungen für Menschen mit HIV/Aids erlassen haben. Sich hier rechtzeitig zu informieren (vgl. Kap. Recht, S. 111), erspart böse Überraschungen und unnötige Unannehmlichkeiten.

Impfempfehlungen für Menschen mit HIV/Aids. Quelle: Horst Herkommer, Kompaß HIV und Aids, Frankfurt am Main 1999

Impfung	lebend/tot Serum	Verabreichungsform	Menschen mit HIV/Aids ohne Immunschwäche	Menschen mit HIV/Aids mit Immunschwäche
Tuberkulose	lebend	i. c.	nein	nein
Cholera	tot	s. c.	ja	nein
Cholera	lebend	oral	ja	nein
Diphterie	tot	i. m.	ja	ja
FSME	tot	i. m.	ja	ja
Gelbfieber	lebend	s. c.	ja	nein
Haemophilus	tot	i. m.	ja	ja
Hepatitis A	tot	i. m.	ja	ja
Hepatitis B	tot	i. m.	ja	ja
Hepatitis B	Serum	i. m.	ja	ja
Influenza	tot	i. m.	ja	ja
Japan B. Enzephalitis	tot	i. m.	nein	nein
Keuchhusten	tot	i. m.	ja	nein
Masern	lebend	i. m.	ja	nein
Meningokokken A und C	tot	i. m.	ja	nein

Impfung	lebend/tot Serum	Verabreichungs- form	Menschen mit HIV/Aids ohne Immun- schwäche	Menschen mit HIV/Aids mit Immun- schwäche
Mumps	lebend	i. m.	ja	nein
Pneumokokken	tot	i. m.	ja	ja
Pocken	lebend	i. c.	nein	nein
Polio	lebend	oral	nein	nein
Polio	tot	i. m.	ja	ja
Röteln	lebend	i. m.	ja	nein
Tetanus	tot	i. m.	ja	ja
Tetanus	Serum	i. m.	ja	ja
Tollwut	tot	i. m.	ja	ja
Typhus	lebend	oral	nein	nein
Typhus	tot	i. m.	ja	nein
Windpocken	lebend	i. m.	ja	nein

Nach Empfehlung der Ständigen Deutschen Impfkommission (STIKO), März 1998.
i. c. = intracutan; s. c. = subcutan;
i. m. = intramuskulär; oral = durch den Mund

HIV-Infektion und Arbeitsplatz

Erhaltung des Arbeitsplatzes

Für die meisten Menschen stellt die Ausübung ihres Berufes einen wesentlichen Faktor dar, um neben der Existenzsicherung auch Selbstbestätigung und Anerkennung er erhalten. So ist es auch für viele Menschen mit HIV von immenser Bedeutung, den Arbeitsplatz weiter zu behalten. Die tägliche Arbeit kann zudem auch helfen, die Gedanken um HIV und Aids zumindest zeitweise etwas in den Hintergrund treten zu lassen.

Außerdem gibt es keinen triftigen Grund, sich selbst aufgrund einer HIV-Infektion aus dem Arbeitsprozess auszuschließen, weder aus rechtlichen noch aus gesellschaftlichen Gründen. Ein Problem, mit dem aber viele Betroffene am Arbeitsplatz zu kämpfen haben, ist das Thema der Geheimhaltung. Wenn Arbeitgeber und Kollegen von der Infektion erfahren, kann es aufgrund von Desinformiertheit, Unsicherheit und Angst nach wie vor zu Schwierigkeiten kommen. Für häufige Arztbesuche oder längere Krankenstände liegt der Zwang zu

Ausreden fast auf der Hand. Auch die Einnahme der Kombinationstherapie kann sich in diesem Zusammenhang unter Umständen als problematisch erweisen. Daher ist es günstig, eine jener Kombinationstherapien zu wählen, die sich eher in den Arbeitsalltag integrieren lässt.

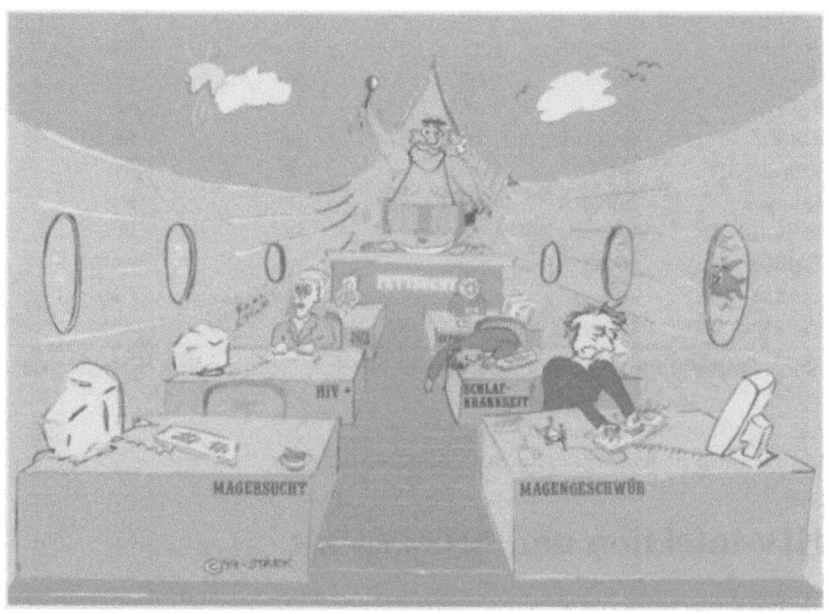

Re-Integration in die Arbeitswelt

Die enorm verbesserten medizinischen Behandlungsmethoden tragen viel zu einer „Normalisierung" des Lebensalltags von Menschen mit HIV/Aids bei. In gar nicht so wenigen Fällen weckt dies auch den Wunsch, wieder in die Arbeitswelt integriert zu werden. Für Menschen mit oder ohne HIV gilt, je länger man aus dem Arbeitsbereich ausgegliedert war, umso schwieriger ist der Wiedereinstieg.

Besteht die Möglichkeit, im ursprünglichen Beruf wieder tätig zu werden, ist es angeraten, sich auf den Wiedereinstieg gut vorzubereiten und Lücken, die sich in der Zwischenzeit ergeben haben können, im Rahmen von Weiterbildungskursen und -seminaren zu schließen. Mindestens ebenso wichtig ist es aber auch, die eigene Belastbarkeit zu testen, denn der Wunsch, wieder arbeiten zu wollen, kann durchaus den Blick auf die Wirklichkeit verstellen. Außerdem ist es anfänglich wahrscheinlich auch günstiger, mit einer Nebenbeschäftigung zu beginnen. Als Pensionsbezieher ist darauf zu achten, dass die gesetzlich festgelegte Geringfügigkeitsgrenze nicht überschritten werden.

Bei der Suche nach einer neuen beruflichen Tätigkeit ist es gut zu wissen, dass Menschen mit HIV in allen Arbeitsbereichen tätig sein können, selbst im Gastgewerbe oder im Pflegebereich. Nutzen Sie alle Angebote des AMS oder anderer Beratungsangebote und prüfen Sie alle Möglichkeiten von Berufsorientierungskursen oder Umschulungsprogrammen.

Faktoren wie Alter, Geschlecht, Berufsausbildung und -erfahrung, Länge der Arbeitslosigkeit sowie die psychische und physische Belastbarkeit spielen eine große Rolle in der Beurteilung, wie realistisch die Wiedereingliederung sein kann.

Stress, Krisen und Isolation

Trotz allen vernünftigen und gesunden Essens, trotz befriedigender und entspannender sportlicher Betätigung, trotz eines treuen Haustieres, erholsamer Urlaubsreisen, verständnisvoller Freunde und eines liebenden Partners und nicht zu vergessen, trotz einer Arbeit, die Spaß macht, bleiben infektionsbedingter Stress mit nachfolgenden Krisen und Phasen der Isolation nicht aus. So sehr man sich das auch wünschen mag. Der Befund, dass trotz günstiger Bedingungen die dunklen Seiten nicht ausbleiben, gehört zur conditio humane, simpler ausgedrückt, zu unser aller Lebensalltag

Stress tut niemandem gut

Stress tut niemandem gut. Stress ist aber auch von nachteiligem Einfluss auf das Immunsystem. In Untersuchungen wurde nachgewiesen, dass ein stark aktivierter Stresshormonhaushalt die Vermehrung des HIV und das Fortschreiten der Infektion stark beschleunigt. Obwohl die Infektionskrankheit behandelbar geworden ist, fühlen sich viele Menschen mit HIV/Aids einem Dauerstress ausgesetzt, leiden unter ständiger Anspannung und Unsicherheit. Chronisch kranke Menschen schaffen es nur schwer, sich nicht ununterbrochen mit ihrer Krankheit auseinanderzusetzen, selbst wenn sie nicht durch regelmäßige Medikamenteneinnahme oder andauernde Beschwerden daran erinnert werden. Die Gedanken konzentrieren sich darauf, ab welchem Zeitpunkt mit der Therapie begonnen werden muss, ob und wie lange sie wirken wird, wie schnell Resistenzen entstehen und mit welchen mehr oder weniger schweren Nebenwirkungen zu rechnen sein wird. Am Ende der Gedankenkette steht das Fortschreiten der Krankheit, das Ende des Lebens, der Tod. Wann steht er da?

Wer ständig oder häufig unter Stress und Anspannung leidet, sollte sich nach besten Kräften bemühen, für Entspannung zu sorgen. Entspannungsmethoden sind vielfältig und individuell. Am leichtesten stellt sich Entspannung durch richtiges Atmen her, da der Organismus dadurch ausreichend mit Sauerstoff versorgt wird. Ob man es allein mit Hilfe von Fachbüchern schafft, oder ob man es in einem Atemtechnikkurs übt, wird jeder selbst zu entscheiden haben. Für viele Menschen ist Massage ein Heilrezept, andere halten Musik für die ideale Form, sich zu entspannen. Auch hier gilt das Prinzip, selbst wenn es leichter gesagt als getan ist, in sich hineinzuhören und jene Form der Entspannung zu wählen, die sich einem anbietet. Auch das Erlernen von Entspannungsmethoden wie Autogenes Training, Meditation oder Yoga kann ein guter Weg sein, um dauerhaft Entspannung zu finden und zu einer Form der inneren Ruhe zu kommen.

Psychische Krisen

Psychische Krisen, unabhängig davon, was sie ausgelöst haben mag, beeinflussen das Immunsystem nachhaltig. Es ist wichtig, die Krisen zu erkennen, sie nicht zu ignorieren, sondern ernst zu nehmen und sich um Hilfe zu bemühen. Selbstverständlich können Gespräche mit dem Partner, mit Freunden oder Angehörigen hilfreich für die Bewältigung von Krisen sein. Manchmal kann es aber auch sein, dass sie so schwerwiegend sind, dass sie ohne Inanspruchnahme von professioneller Hilfe nicht bewältigt werden können. Zögern Sie nicht, sich an einschlägige Beratungsstellen zu wenden (Adressen im Anhang S. 144) oder einen Psychotherapeuten zu konsultieren.

Isolation

Auch im dritten Jahrzehnt der Immunschwächekrankheit hat die Gesellschaft noch immer nicht zu jenem Umgang mit ihr gefunden, der zum einen der Schwere der Erkrankung gerecht wird, und sie zum anderen von Stigmata und dummen Vorurteilen befreit. Wie schon an anderer Stelle angeführt, gilt es aber auch zu betonen, dass sich der gesellschaftliche Umgang nicht mit dem individuellen Umgang einzelner Menschen deckt. Gesellschaftliche Veränderungen finden in der Regel verzögert statt und gehen eher langsam von sich. Für einzelne Betroffene erschwert dies den Umgang mit ihrer Krankheit sehr nachhaltig, und viele verheimlichen sie oder leugnen sie sogar. Selbst vertraute Beziehungen zur Familie oder zu Freunden verändern sich durch den Befund: HIV-positiv, oft auch nur deshalb, weil die Angst vor negativen Reaktionen so groß ist und selbst funktionierende Partnerschaften oft aus einem Vorwand beendet werden, um nur nicht der Situation ausgesetzt zu sein, sie auf dem Prüfstand zu sehen. Dies alles sind Umstände, die in eine tiefe Isolation führen können, die von den Betroffenen als sehr bedrückend erlebt wird. Die Angst, die sich aufbaut, die in Wellen über einen kommt, diese Angst kann, wie schon im Vorwort erwähnt wurde, auch als eine Herausforderung aufgefasst werden, sie kann mit jemandem geteilt werden und sie kann im besten Fall, zumindest stückweise auch wieder an die Gesellschaft zurückgegeben werden.

Fremd sind wir auf der Erde alle.
Franz Werfel

9. Betroffene Frauen und Männer aus anderen Ländern und Kulturen

Wenn Ausländer von der Immunschwächekrankheit betroffen sind

Der Ausländeranteil in Österreich beträgt im Bundesdurchschnitt etwa 9 %. Damit liegt Österreich innerhalb Europas an vierter Stelle. Fast jeder zweite Ausländer ist aus Ländern der ehemaligen Republik Jugoslawien gebürtig oder türkischer Staatsbürger. Bürger aus EU-Ländern fallen mit einem Anteil von 15 % kaum ins Gewicht. Für EU-Ausländer und Ausländer aus Nicht-EU-Ländern, die sich schon länger und berechtigterweise in Österreich aufhalten und für die bereits Sozialleistungsansprüche bestehen, sowie für Ausländer, die mit einem österreichischen Staatsbürger verheiratet sind, stellen sich bei Krankheit keine sozial- und aufenthaltsrechtlichen Probleme. Anders verhält sich die Situation jedoch für Ausländer, deren aufenthaltsrechtlicher Status befristet ist, d. h. bei Vorliegen
– einer befristeten Aufenthaltserlaubnis ohne Sozialleistungsansprüche,
– eines Studentenvisums oder
– eines Asylwerber-Visums.

Spätestens ab dem Zeitpunkt des Krankheitsausbruches treten massive sozial- und aufenthaltsrechtliche Probleme auf. Besonders für Ausländer aus hoch endemischen Gebieten wie dem subsaharischen Afrika, Asien und Südamerika spitzt sich damit auch der soziale Überlebenskampf deutlich zu.

Aufenthaltsrechtliche Bestimmungen

Österreich hat keinerlei Einreise- bzw. Aufenthaltsbeschränkungen für Menschen mit HIV/Aids erlassen. Eine Aufenthaltserlaubnis kann daher nie von einem HIV-Test abhängig gemacht werden. Andererseits ist aber nicht auszuschließen, dass die zuständige Behörde, sofern sie bei der Entscheidung über den Antrag einen Ermessensspielraum hat, den Antrag auf Verlängerung des Aufenthalts ablehnt, wenn bekannt wird, dass sich der Ausländer mit HIV infiziert hat, oder bereits an der Immunschwächekrankheit leidet. Die einzige Möglichkeit im Land bleiben zu können, besteht in der sogenannten Duldung, wenn eine schwerwiegende Erkrankung wie Aids vorliegt, und das Heimatland, in das abgeschoben werden soll, keine medizinische Versorgung gewährleisten kann und damit das Leben und die Gesundheit gefährdet wäre. Um diesen Status erreichen zu können, muss entweder ein Antrag auf Asyl an das im jeweiligen Bundesland zuständige Asylamt oder ein Antrag auf Humanitären Aufenthalt an den Beirat für Asyl- und Migrationsfragen im Bundesministerium für Inneres, Wien (Adresse im Anhang S. 161) gestellt werden.

Asyl

Ausländer, die als Studierende ein Aufenthaltsvisum erhalten haben und aufgrund der Krankheit das Studium unterbrechen bzw. abbrechen müssen, können um Asyl ansuchen, wenn in deren Heimatland eine medizinische Behandlungsmöglichkeit nicht gegeben ist. Ebenso können Ausländer, die noch keine gesicherte Existenz in Österreich erreicht und auch keinen Anspruch auf Sozialleistungen haben, aufgrund von Krankheit und Unzumutbarkeit auf Rückkehr in ihr Heimatland um Asyl ansuchen. Asylanträge sind mit möglichst umfassenden persönlichen Dokumenten, einer ausführlichen Beschreibung der wirtschaftlichen Situation (Lebensunterhalt, Wohnsituation und Versicherungsart) dem zuständigen Asylamt vorzulegen. Wenn Angehörige, Freunde oder Soziale Organisationen für den Lebensunterhalt aufkommen, muss dies ausreichend dokumentiert und entsprechend bestätigt sein. Wichtige ergänzende Beilagen sind ausführliche medizinische Befunde oder Gutachten sowie detaillierte Darstellungen über die Situation im jeweiligen Heimatland. Die vor 30 Jahren gegründete Organisation *Ärzte ohne Grenzen* (Adresse im Anhang S. 160) kann hier behilflich sein.

Humanitärer Aufenthalt – § 10 Abs. 4 FrG 1997

Als Alternative zum Asylantrag gibt es die Möglichkeit, einen Antrag an das Büro des Integrationsbeirates zu stellen. Der Integrationsbeirat, in dem neben unterschiedlichen Institutionen auch nichtstaatliche Organisationen wie Caritas und Amnesty International (Adresse im Anhang S. 158) mitwirken, kann auch dann sogenannten humanitären Aufenthalt nach § 10 Abs. 4 FrG gewähren, wenn ein Asylantrag bereits abgelehnt wurde. Auch hier ist es wichtig, eine umfassende Berichterstattung über die persönliche Situation abzugeben. In beiden Fällen, ob Asylantrag oder Antrag auf humanitären Aufenthalt, ist es von erheblichem Nutzen und Vorteil, Rechtsberatung und Hilfe von einer in diesen Fragen erfahrenen Ausländerhilfsorganisation in Anspruch zu nehmen und von dieser Einrichtung auch den Antrag einbringen zu lassen.

Asyl oder humanitärer Aufenthalt werden in der Regel nur begrenzt auf die Dauer von sechs Monaten bis zu einem Jahr gewährt. Das führt dazu, dass Anträge wiederholt eingebracht werden müssen, wobei die aktuelle Situation des Betroffenen und die Lage im Heimatland jeweils aufs Neue zu untersuchen sind. Diese unsichere Situation verursacht ständig neuen Stress und gestaltet das Leben entsprechend schwierig. Besonders problematisch ist im weiteren der Umstand, dass die Betroffenen auch langfristig kaum eine Möglichkeit haben, einen anderen Aufenthaltsstatus zu erlangen. Da Patienten mit einer Aufenthaltsgenehmigung aufgrund von Asyl oder humanitärem Aufenthalt erschwerten Zugang zum Arbeitsmarkt haben, ist es ihnen oft nicht möglich, aus eigenen Kräften eine Veränderung der Einkommenssituation herbeizuführen.

Europäischer Gerichtshof für Menschenrechte

Eine Beschwerde beim Europäischen Gerichtshof für Menschenrechte (EGMR) ist erst nach Ausschöpfung aller innerstaatlichen Rechtsmittel möglich.

In der Rechtsprechung des EGMR finden sich einige Entscheidungen zu der Thematik HIV-Infektion und Refoulementschutz (Abschiebeschutz). Das Zurückschieben eines Menschen mit HIV/Aids kann einen Verstoß gegen das Verbot der unmenschlichen Behandlung darstellen, dies vor allem dann, wenn bereits eine fortgeschrittene Erkrankung vorliegt und eine konkrete Unmöglichkeit medizinischer Versorgung im Heimatland besteht. Diese Rechtsprechung gilt als Richtschnur für eine menschenrechtskonforme Judikatur der Mitgliedstaaten des Europarates.

Psychosoziale Situation

Um die psychosoziale Betreuung der betroffenen Ausländer möglichst kontinuierlich gestalten zu können, bedarf es eines gesicherten Aufenthaltsstatus. Illegalität und entsprechende polizeiliche Verfolgung verhindern eine Stabilisierung der persönlichen Situation der betroffenen Frauen und Männer, was sich sehr nachteilig auf den gesundheitlichen Status auswirkt. Ein beträchtlicher Anteil der Betroffenen lebt von einem Einkommen, das weit unter dem Sozialhilferichtsatz liegt und ist zudem auch nicht ausreichend versichert, was eine adäquate medizinische Versorgung nur unter erschwerten Bedingungen ermöglicht.

Ärztinnen/Ärzte und ausländische Patienten

Sprachprobleme können zu Fehldiagnosen bzw. zu Missinterpretationen führen. Behandlungsfehler sind in der Konsequenz nicht ganz auszuschließen. Deshalb ist es auf alle Fälle erforderlich, dass die Gespräche zwischen Ärztin/Arzt und Patientin/Patient von professionellen Dolmetschern moderiert werden.

Kulturell beeinflusste Verhaltensmuster

In der Betreuung und Behandlung von Menschen mit HIV/Aids aus anderen Ländern und Kulturen ist es unabdingbar, kulturell bedingte Tabus zu berücksichtigen. Menschen, die sich in einem für sie fremden Kulturraum aufhalten, sind einem hohen Anpassungsdruck ausgesetzt, was leider nicht ohne innere und äußere Spannungen einhergehen kann.

Klientinnen/Klienten und Patientinnen/Patienten aus dem Subsaharischen Afrika

Für Ärztinnen/Ärzte und Betreuerinnen/Betreuer hat der Umgang von Betroffenen aus dem subsaharischen Raum mit Krankheit und Medizin immer wieder etwas Befremdliches an sich. Was z. B. oft als mangelhafte Compliance ausgelegt wird, ist in Wahrheit nichts anderes als ein Schwanken zwischen westlicher und traditioneller Medizin. So ist es im heutigen Afrika durchaus üblich – falls dies überhaupt möglich ist –, auf westliche Medizin zurückzugreifen. Gleichzeitig wird aber bei traditionellen Heilern wie etwa Medizinmännern um Rat und Hilfe gesucht. Ebenso unverständlich erscheint uns die deutliche Verleugnung und Verdrängung der Erkrankung. Die in Afrika übliche Tabuisierung von Sexualität führt selbstverständlich auch zur Verleugnung sexuell übertragbarer Krankheiten. So geben Menschen mit HIV/Aids die Erkrankung gegenüber der eigenen Familie niemals zu, sondern reden sich auf verschiedene andere Krankheiten aus.

Patientinnen/Patienten aus islamisch sozialisierten Kulturen

Die Immunschwächekrankheit Aids ruft in der islamischen Welt eine religiös bedingte Abneigung hervor. Entsprechend ist sie mit Tabus belegt und wird nur sehr widerwillig diskutiert. Promiskuität, Homosexualität, Analverkehr und Drogen gelten als unmoralisch und sündhaft. Als unrein gelten alle Ausscheidungen des menschlichen Körpers. Wer von Ausscheidungen „besudelt" wird, muss sich wiederkehrenden Reinigungsprozessen unterwerfen. Menschen mit HIV/Aids aus diesem Kulturkreis erleben sich aufgrund dieser rigorosen moralischen Wertvorstellungen selbst als schuldhaft und unternehmen deshalb die größten Anstrengungen, die Krankheit innerhalb ihres Kulturkreises zu verstecken.

Patientinnen/Patienten aus buddhistisch sozialisierten Kulturen

Aids wird in der buddhistischen Welt als Krankheit wie jede andere gesehen. Krankheit und Leiden werden in der buddhistischen Kultur generell als Signal der Reflexion auf die alle Lebewesen umfassende Vergänglichkeit verstanden. Um welche Art der Erkrankung es sich handelt, spielt keine Rolle, da der Buddhist sich kein Urteil erlaubt.

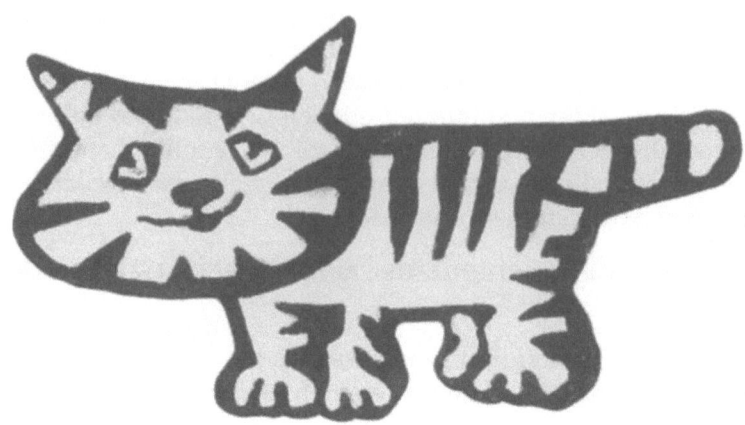

Es ist sieben Jahre her, seit ich meine Diagnose HIV-positiv erhalten habe

Seit damals ist viel geschehen ... meine schwere Erkrankung – die vollkommene Erblindung eines Auges – der Beginn der Kombinationstherapie, die mir dazu verhalf, die Krankheit wieder in den Griff zu bekommen

Es gab und gibt Momente der Traurigkeit, der Verzweiflung, der Zerrissenheit ... aber auch des Glücks

Ein Weg, die Situation zu verarbeiten, in welcher ich mich befinde, war und ist das Gespräch mit Betroffenen, die großartige Unterstützung durch die Aidshilfe, die Kunsttherapie, die Sporttherapie ...

Heute ist es mir wichtig, andere Betroffene, die nur die Krankheit sehen, aufzurütteln und sie dabei zu unterstützen, neue Lebensperspektiven zu finden

Mika, 48 Jahre, männlich

10. Anhang

Aidshilfen

WIEN
Aids Hilfe Wien/Aids Hilfe Haus
Mariahilfer Gürtel 4
1060 Wien
Tel. 01/599 37
Fax 01/599 37-16
www.aids.at

Medienservice Aids Hilfe WIEN
Aids Hilfe Haus
Mariahilfer Gürtel 4
1060 Wien
Tel. 01/595 37 11-81
Fax 01/595 37 11-17
E-Mail: wien@aids.at

OBERÖSTERREICH
AIDSHILFE OBERÖSTERREICH
Langgasse 12
4020 Linz
Tel. 0732/21 70
Fax 0732/21 70-20
www.aidshilfe-ooe.at

SALZBURG
Aidshilfe Salzburg
Gabelsbergerstr. 20
5020 Salzburg
Tel. 0662/88 14 88

Fax 0662/88 14 88-3
www.virushotline.at

Redaktionsbüro
Aidshilfe Salzburg
Gabelsbergerstr. 20
5020 Salzburg
Tel. 0662/88 14 88
Fax 0662/88 14 88-3
E-Mail: plusminus@aidshilfen.at

TIROL
AIDS-Hilfe Tirol
Kaiser-Josef-Straße 13
6020 Innsbruck
Tel. 0512/56 36 21
Fax 0512/56 36 21-9
www.aidshilfe-tirol.at

VORARLBERG
AIDS-Hilfe Vorarlberg
Neugasse 5
6900 Bregenz
Tel. 05574/465 26
Fax 05574/469 04 14
www.aidshilfe-vorarlberg.at

KÄRNTEN
aidsHilfe Kärnten
Bahnhofstr. 22/1
9020 Klagenfurt
Tel. 0463/551 28
Fax 0463/51 64 92
www.hiv.at

STEIERMARK
Steirische AIDS-Hilfe
Schmiedgasse 38/1
8010 Graz
Tel. 0316/8150 50
Fax 0316/81 50 50-6
www.aids-hilfe.at

Selbsthilfegruppen

WIEN
H.I.V. Hoffnung-Information-Vertrauen
Frauenselbsthilfegruppe
Grinzingerstraße 54/11/10
1190 Wien
Tel. 0699/11 40 34 26
E-Mail: verein-h.i.v@chello.at

Positiver Dialog Wien
Aidshilfehaus
Mariahilfer Gürtel 4
1060 Wien
Tel. 0699/118 315 17
verein.positiver.dialog@gmx.at

Club Plus Wien
Dampfschiffstraße 8
1030 Wien
Tel./Fax 01/315 55 55

PosiHIVes Cafe
in der Rosa Lila Villa
Linke Wienzeile 102
1060 Wien
Tel. 0699/18 43 15 21

OBERÖSTERREICH
after aids
Selbsthilfeverein für positive Begegnung und Kultur
Postfach 160
4010 Linz
Tel. 0676/486 79 93
afteraids@hotmail.com

SALZBURG
HIV-positive Frauen „Positiverleben"
c/o Selbsthilfe Salzburg
Tel. 0662/88 89-258
www.selbsthilfe-salzburg.at

Kärnten
Club Plus Kärnten
8. Mai-Str. 17
9020 Klagenfurt
Tel. 0463/41 09 99

Beratungseinrichtungen für homosexuelle Männer und Frauen

Wien
Homosexuelle Initiative Wien
Novaragasse 40
1020 Wien
Tel. 01/216 66 04
www.hosiwien.at

Courage Beratungszentrum
für gleichgeschlechtliche und transGender Lebensweisen
Windmühlgasse 15/1/7
Tel. 01/585 69 66
Fax 01/585 69 61
www.courage-beratung.at

Rosa Tip
Männerberatung
Linke Wienzeile 102
Tel. 01/585 43 43
E-Mail: schwulenberatung@villa.at

Lila Tip/ Lesbenberatung
Linke Wienzeile 102
Tel. 01/586 81 50
Fax 01/585 41 59
E-Mail: lesbenberatung@villa.at

Oberösterreich
Homosexuelle Initiative Linz
Schubertstr. 36
4020 Linz
Tel. 0732/60 98 98-4
Fax 0732/60 98 98
www.hosilinz.at

SALZBURG
Homosexuelle Initiative Salzburg
Müllner Hauptstr. 11
5020 Salzburg
Tel/Fax 0662/43 59 27 27
www.hosi.or.at

TIROL
Homosexuelle Initiative Tirol
Innrain 100
6020 Innsbruck
Tel. 0512/56 24 03
Fax 0512/5745 06
www.queertirol.at

KÄRNTEN
Queer Klagenfurt
Bahnhofstr. 22/1
9020 Klagenfurt
Tel. 0463/50 46 90
www.queer.klagenfurt.at

STEIERMARK
Rosalila Pantherinnen
Rapoldgasse 224
8010 Graz
Tel. 0316/36 66 01
www.rlp.homo.at

Niedrigschwellige Drogeneinrichtungen Streetwork/Drogenberatungsstellen

WIEN
Ganslwirt
Esterhazygasse 18
1060 Wien
Tel. 01/586 04 38
Fax 01/586 04 38-9

Streetwork
Schönbrunnerstr. 7/B/EG

1040 Wien
Tel. 01/586 62 90
www.vws.or.at/streetwork

Der Dialog
Hilfs- und Beratungsstelle für Suchtgefährdete und deren Angehörige
Beratungsstelle Hegelgasse
Hegelgasse 8/11
1010 Wien
Tel. 01/512 01 81

Needles or Pins
Blechturmgasse 1/3
1050 Wien
Tel. 01/5486090

Beratungs- und Betreuungszentrum
Wassermanngasse 7
1210 Wien
Tel. 01/256 63 63
Cafe Dialog: Online-Forum www.dialog-on.at

OBERÖSTERREICH
Substanz
Verein für suchtbegleitende Hilfe
Untere Donaulände 10
4020 Linz
Tel. 0732/77 27 78

SALZBURG
Sucht- und Drogenberatungsstelle
St.-Julien-Straße 9 a
5020 Salzburg
Tel. 0662/87 96 82
Fax 0662/88 28 71-23
E-Mail: drogenberatung.salzburg@lph-sucht.at

TIROL
Komfüdro
Kommunikationszentrum für DrogenkonsumentInnen
Ing.-Etzel-Str. 1
6020 Innsbruck
Tel. 0512/56 14 03

Drogeneinrichtungen Streetwork/Drogenberatungsstellen   147

Z6 Streetwork
Viaduktbogen 42/Ing.-Etzel-Straße
6020 Innsbruck
Tel./Fax 0512/56 37 68
therapienetz@tirol.netwing.at

VORARLBERG
H.I.O.B.
Wohlwendstraße 1
6800 Feldkirch
Tel. 05522/200 15 70
www.vobs.at/hiob

Ex&Hopp/
Drogenberatung Kontakt- und Anlaufstelle
Dr. Anton-Schneider-Str. 11
6850 Dornbirn
Tel. 05572/31 00 80
Fax 05572/31 00 80-13
www.exundhopp.at

Do it Yourself
Anlauf- und Beratungsstelle für Drogenabhängige
Kaserneplatz 7
6700 Bludenz
Tel. 05552/678 68

KÄRNTEN
Beratungsstelle VIVA
St. Veiter Str. 42
9020 Klagenfurt
Tel. 0463/537 50 19
Fax 0463/555 60-18

STEIERMARK
Streetwork Graz
Orpheumgasse 8
8020 Graz
Tel. 0316/77 22 38
streetwork@caritas-graz.at

Drogenberatung des Landes Steiermark
Leonhardstraße 84/II
8010 Graz
Tel. 0316/32 60 44
www.drogenberatung-stmk.at

HIV- und Aids-spezifische Pflege und Betreuung

WIEN
HIVmobil
c/o Aids-Hilfe Haus
Mariahilfer Gürtel 4/2. Stock
1060 Wien
Tel. 01/595 37 30
office@hivmobil.org

Buddy-Verein
Verein zur Förderung der emotionalen Begleitung
von Menschen mit HIV/AIDS
Lindengasse 45/4
1070 Wien
Tel./Fax 01/5246564
www.buddy-verein.org

Religiöse Begleitung und Betreuung
Aidsseelsorge der Erzdiözese Wien
Pater Clemens Kriz OssT
Aspernallee 5
1020 Wien
Tel. 0676/508 20 37
www.aidsseelsorge.at

TIROL
Mobiler Hilfsdienst MOHI Tirol
Sillgasse 15
6020 Innsbruck
Tel. 0512/57 95 83
Fax 0512/57 95 83-20
www.gin.uibk.ac.at/mohi-tirol

Krankenhäuser und Ambulanzen

WIEN
AKH Wien
Abteilung für Immundermatologie und infektiöse Hautkrankheiten
der Universitätsklinik für Dermatologie
Währinger Gürtel 18–20
1090 Wien
Tel. 01/404 00-42 40 (Ambulanz Süd B)

Pulmologisches Zentrum der Stadt Wien
2. Interne Abteilung
Immunambulanz
Sanatoriumstraße 2
1140 Wien
Tel. 01/910 60-427 10

OBERÖSTERREICH
AKH Linz
Abteilung für Dermatologie
Krankenhausstraße 9
4020 Linz
Tel. 0732/7806-37 40

SALZBURG
St. Johanns-Spital/Landeskrankenhaus
Dermatologische Ambulanz
Müllner Hauptstraße 48
5020 Salzburg
Tel. 0662/44 82-30 23

TIROL
LKH Innsbruck
Universitätsklinik für Dermatologie und Venerologie
Anichstraße 35
6020 Innsbruck
Tel. 0512/504-48 47 (Ambulanz)
Tel. 0512/504-29 87 (außerhalb der Ambulanzzeiten)

VORARLBERG
Feldkirch
LKH Feldkirch

Interne Abteilung
Carinagasse 47
6870 Feldkirch-Tisis
Tel. 05522/303-26 00

Kärnten
LKH Klagenfurt
1. Medizinische Abteilung
St. Veiter Straße 47
9026 Klagenfurt
Tel. 0463/538293 25

Steiermark
LKH Graz West
1. Medizinische Abteilung
Göstingerstr. 22
8021 Graz
Tel. 0316/54 66-43 41 (Station)
Tel. 0316/54 66-43 86 (Ambulanz)

Schwerpunkt-Ordinationen

Wien
Dr. Horst Schalk
Arzt für Allgemeinmedizin
Zimmermannplatz 1/1.Stock
1090 Wien
Tel. 01/408 07 44

Dr. Judith Hutterer
Fachärztin für Haut- und Geschlechtskrankheiten
Blutgasse 5
1010 Wien
Tel. 01/512 28 21

Dr. Armin Rieger
Facharzt für Haut- und Geschlechtskrankheiten
Hernalser Hauptstraße 15/7
1170 Wien
Tel. 0676/312 40 81

Ärztinnen/Ärzte für Allgemeinmedizin Fachärztinnen/Fachärzte

WIEN
Dr. Martina Zach
Ärztin für Allgemeinmedizin
Guglgasse 8/Gasometer B/Stg. 2/6. S./B 2
1110 Wien
Tel. 01/743 12 91
Fax 01/743 12 91-12
E-Mail: ordination.zach@utanet.at

NIEDERÖSTERREICH
Dr. Christina Kleibl-Popov
Fachärztin für Haut- und Geschlechtskrankheiten
Stockerauer Str. 25/1/2
2100 Korneuburg
Tel. 02262/746 15

Dr. Ulrich Busch
Arzt für Allgemeinmedizin
Siedlung Erlahof 23
3620 Spitz
Tel. 02713/729 80
Fax 02713/729 80-18
E-Mail: aerztezentrum-wachau@utanet.at

OBERÖSTERREICH
Dr. Siegfried Pichelmann
Arzt für Allgemeinmedizin
Melicharstr. 15
4020 Linz
Tel. 0732/65 20 01

SALZBURG
Dr. Michael Bolzer
Facharzt für Haut- und Geschlechtskrankheiten
Aigner Str. 35
5020 Salzburg
Tel. 0662/65 17 77

Kärnten
Dr. Heinz Ragossnig
Arzt für Allgemeinmedizin
Quederstr. 33
9020 Klagenfurt
Tel. 0463/452 46
Fax 0463/48 11 93
E-Mail: heinz.ragossnig@kaerngesund.at

Dr. Edith Schmid-Bauer
Ärztin für Allgeminmedizin
Rosentaler Str. 94
9020 Klagenfurt
Tel. 0463/215 96 oder 0664/223 00 63

Steiermark
Dr. Gustav Michael Mittelbach
Arzt für Allgemeinmedizin und Psyychotherapeut
Liebenauer Str. 104
8041 Graz
Tel. 0316/46 23 40

MEN Männer-Gesundheitszentrum
im Kaiser-Franz-Josef-Spital
Kundratstr. 3
1100 Wien
Tel. 01/601 91-54 54
Fax 01/601 91-54 59
www.men-center.at

F.E.M. Gesundheitszentrum für
Mädchen und junge Frauen
in der Semmelweis-Frauenklinik
Bastiengasse 36–38
1180 Wien
Tel. 01/476 15-57 71
Fax 01/476 15-57 79
www.fem.at

F.E.M. Gesundheitszentrum für
Mädchen und junge Frauen
im Kaiser-Franz-Josef-Spital

Kundratstr. 3
1100 Wien
Tel. 01/601 91-52 01
Fax 01/601 91-52 09
www.fem.at/femsued

Marienapotheke
Schmalzhofgasse 1
1060 Wien
Tel. 01/597 02 07
Fax 01/59 70 20 74
www.aponet.at/marienapo

Hospiz- und Pflegeeinrichtungen

Wien
Mobiles Caritas Hospiz mit Tageshospiz
Erlaaer Platz 4
1230 Wien
Tel. 01/865 28 60
Fax 01/865 28 60-60
www.hospiz-wien.at

Hospiz-Station St. Raphael
Dornbacher Str. 20–28
1170 Wien
Tel. 01/486 56 31-337
www.goettlicher-heiland.at

CS-Hospiz Rennweg
Oberzellergasse 1
1030 Wien
Tel. 01/717 53-599
www.caritas-socialis.or.at

Hospiz im GZW/Pavillon XVI
Krankenhaus Lainz
Wolkersbergenstr. 1
1130 Wien
Tel. 01/801 10-35 23
Fax 01/801 10-38 03

Palliativmedizinische Geriatrie am Geriatrie-Zentrum
am Wienerwald
Jagdschlossgasse 59
1130 Wien
Tel. 01/801 10-33 61
Fax 01/801 10-37 07

NIEDERÖSTERREICH
Hospiz LPPH Melk
Dorfnerstr. 36
3390 Melk
Tel. 02752/526 80
Fax 02752/518 29

Palliativstation am A.Ö. KH
Moritz-Schadek-Gasse 31
3830 Waidhofen
Tel. 02842/504
Fax 02842/58 00

OBERÖSTERREICH
Hospiz St. Louise
Palliativstation der Barmherzigen Schwestern
Seilerstätte 4
4010 Linz
Tel. 0732/76 77-71 10
Fax 0732/76 77-71 13

Palliativstation
Hospiz St. Vinzenz
Schlossberg 1
4910 Ried
Tel. 07752/602-16 50
Fax 07752/602-65 00
www.bhs.at/ried-hospiz.html

SALZBURG
Tageshospiz
Morzger Straße 27
5020 Salzburg
Tel. 0662/82 23 10
Fax 0662/82 23 06

Helga Treichl Hospiz im Haus des Roten Kreuzes
Dr.-Sylvester-Straße 1
5020 Salzburg
Tel. 0662/82 09 07
Fax 0662/82 09 07-4

TIROL
Stationäres Hospiz
Der Diözese Innsbruck
Sennstraße 1
6020 Innsbruck
Tel. 0512/58 73 35
Fax 0512/58 73 35-8

Bundessozialämter

WIEN
Bundessozialamt bzw. Landesinvalidenamt für Wien, Niederösterreich und Burgenland
Babenbergerstr. 5
1010 Wien
Tel. 01/588 31-0
Fax 01/586 20-16

OBERÖSTERREICH
Bundessozialamt bzw. Landesinvalidenamt für Oberösterreich
Gruberstr. 63
4020 Linz,
Tel. 0732/76 04-0
Fax 0732/76 04-400

SALZBURG
Bundessozialamt bzw. Landesinvalidenamt für Salzburg
Auerspergstr. 67a
5020 Salzburg
Tel. 0662/889 83-0
Fax 0662/889 83-988

Kuenburgstr. 634
5580 Tamsweg
Tel. 06474/21 64-0
Fax 06474/82 73 11-0

TIROL
Bundessozialamt bzw. Landesinvalidenamt für Tirol
Herzog-Friedrich-Str. 3
6020 Innsbruck
Tel. 0512/56 31 01-0
Fax 0512/58 26 09

Urichstr. 35
6500 Landeck
Tel. 05442/684 20
Fax 05442/684 20-13

VORARLBERG
Bundessozialamt bzw. Landesinvalidenamt für Vorarlberg
Rheinstr. 32/3
6903 Bregenz
Tel. 05574/68 38-0
Fax 05574/68 38-5

KÄRNTEN
Bundessozialamt bzw. Landesinvalidenamt für Kärnten
Kumpfgasse 23–25
9020 Klagenfurt
Tel. 0463/58 64-0
Fax 0463/58 64-888

STEIERMARK
Bundessozialamt bzw. Landesinvalidenamt für die Steiermark
Babenbergerstr. 35
8020 Graz
Tel. 0316/70 90-0
Fax 0316/70 90-501

Patientenanwaltschaften

WIEN
Patientenanwaltschaft Wien
Schönbrunner Straße 7, Bauteil C, 1. Stock
1040 Wien
Tel. 01/587 12 04
Fax 01/586 36 99
post@wpa.magwien.gv.at

NIEDERÖSTERREICH
Patientenanwaltschaft Niederösterreich
Rennbahnstraße 29
3109 St. Pölten
Tel. 02742/200-55 75
Fax 02742/200-56 60
post.ppa@noel.gv.at

OBERÖSTERREICH
Patientenanwaltschaft Oberösterreich
Harrachstraße 16a
4010 Linz
Tel. 0732/77 20-42 15

SALZBURG
Patientenanwaltschaft Salzburg
Sigmund-Haffner-Gasse 18/3
5020 Salzburg
Tel. 0662/80 42-20 30
Fax 0662/80 42-32 04

TIROL
Patientenanwaltschaft Tirol
Anichstraße 35
6020 Innsbruck
Tel./Fax 0512/504-40 70

VORARLBERG
Patientenanwaltschaft Vorarlberg
Marktplatz 8
6800 Feldkirch
Tel. 05522/815 53
Fax. 05522/815 53-15
anwalt@patientenanwalt-vbg.at

KÄRNTEN
Patientenanwaltschaft Kärnten
St. Veiter Str. 47
9020 Klagenfurt
Tel. 0463/572 30
Fax 0463/53 82 31 95

STEIERMARK
Patientenanwaltschaft Steiermark
Trautmannsdorfgasse 2
8010 Graz
Tel. 0316/877-33 50
Fax 0316/877-33 73

Caritas

WIEN
Caritas Wien
AusländerInnenberatungsstelle Kompass
Lienfeldergasse 75–79
1160 Wien
Tel. 01/310 98 08
www.caritas.at

NIEDERÖSTERREICH
Caritas St.Pölten
SOS-Sozialberatung
Dr.-Karl-Renner-Promenade 12
Tel. 02742/841 80
Fax 02742/841 90-99
E-Mail: sos@stpoelten.caritas.at

OBERÖSTERREICH
Caritas Linz
Flüchtlings- und Gastarbeiterberatung
Hafnerstraße 28
4021 Linz
Tel. 0732/761 023-61
Fax 0732/761 023-83

SALZBURG
Caritas Salzburg
Allgemeine Sozialberatung
Für In- und AusländerInnen
Plainstraße 83
5020 Salzburg
Tel. 0662/45 08 44-21
Fax 0662/45 08 44-10
E-Mail: sozialberatung@salzburg.caritas.at

Tirol
Caritas Contakt Innsbruck
Heiliggeiststraße 16
6020 Innsbruck
Tel. 0512/7270-15, 16

Vorarlberg
Caritas Vorarlberg
Flüchtlings- und Migrantenhilfe
Wichnergasse 22
6800 Feldkirch
Tel. 05522/200-10 55
Fax 05522/200-10 05
E-Mail: fluechtlingshilfe@caritas.at

Kärnten
Caritas Kärnten
Flüchtlings- und AusländerInnenhilfe
Sandwirtgasse 2
9010 Klagenfurt
Tel. 0463/555 60-14, 26
Fax. 0463/555 60-30

Steiermark
Caritas Graz/Flüchtlings- und Ausländerhilfe
Sozialzentrum
Keplerstraße 82
8020 Graz
Tel. 0316/8015-0
Fax 0316/72 13 69-340

Burgenland
Caritas Eisenstadt/Flüchtlings- und Ausländerberatung
St.-Rochus-Straße 15
7000 Eisenstadt
Tel. 02682/736 00-307, 326

Helping Hands

Wien
Helping Hands Wien
Liechtensteinstr. 13

1090 Wien
Tel. 01/310 88 80-10
Fax 01/310 88 80-37
E-Mail: info@helpinghand.org

SALZBURG
Helping Hands Salzburg
Rechtsberatung für Fremde
Kaigasse 2
Tel. 0662/80 44-60 03

TIROL
Helping Hands Tirol
AusländerInnenberatung
Angerzellgasse 4
6020 Innsbruck
Tel. 0512/582 23-4

Amnesty International

Amnesty International Österreich
Moeringgasse 10
1150 Wien
Tel. 01/7800 80
Fax 01/780 08-44
www.amnesty.at

Ärzte ohne Grenzen

Ärzte ohne Grenzen
Josefstädter Str. 19
1080 Wien
Tel. 01/409 72 76
Fax 01/409 72 76-40
www.aerzte-ohne-grenzen.at

Sonstige-Adressen

Pflegetelefon – Beratung für Pflegende 0800 20 16 22
Bundesministerium für soziale Sicherheit und Generationen

Stubenring 1
1010 Wien
E-Mail: pflegetelefon@bmsg.gv.at
www.bmsg.gv.at

Beirat für Asyl- und Migrationsfragen
Bundesministerium für Inneres
Herrengasse 7
1010 Wien
Tel. 01/531 26-0
www.bmi.gv.at

Kinderwunschzentrum
Privatspital Goldenes Kreuz
Lazarettgasse 16–18
1090 Wien
Tel. 01/401 11-0

Rundfunkgebühren
Service-Hotline österreichweit zum Ortstarif
0810 0010 80
Fax 05 0200-300
E-Mail: gis.office@orf.gis.at

Telefonseelsorge
Tag und Nacht
142

Wichtige Adressen im Internet

www.aidshilfen.at
Die AIDS-Hilfen Österreichs

www.aidshilfen.at/kontaktboerse
Kontaktbörse der AIDS-Hilfen Österreichs

www.virushotline.at
Informationsquelle für Infektionskrankheiten der Aidshilfe Salzburg

www.medizin.at
Die Homepage für Medizin und Gesundheit im Internet

www.homed.at
Homosexuelle im Gesundheitswesen

www.rki.de
Robert-Koch-Institut, Berlin

www.unaids.org
Joint United Nations Programme on HIV/Aids

hivandhepatitis.com
Online-Infodienst zu Aids, HIV und Hepatitis, San Francisco

www.securethefuture.com
Information zum Kampf gegen Aids in den subsaharischen Regionen Afrikas

www.niaid.nih.gov.newsroom/focuson/hivoo/default.htm
National Institute of Allergy and Infections Deseases (National Institutes of Health, Bethesda, Maryland)

www.psyonline.at
Internetportal für Psychotherapie und psychosoziale Dienstleistungen

www.hospiz.at
Dachverband von Palliativ- und Hospizeinrichtungen

www.maenner.at
Männerberatung

www.geilundsafe.at
Stop Aids Verein zur Förderung von sicherem Sex

www.libertylife.at
Verein Positiv Leben (Günther Tolar)

www.schuldnerberatung.at
Webportal der Schulddnerberatungen in Österreich

www.help.gv.at
Wegweiser durch österreichische Behörden, Ämter und Institutionen

www.telefonseelsorge.at
Telefonseelsorge Österreich

www.notfallseelsorge.at
Die Österreichseite für Notfallseelsorgerinnen und -seelsorger

www.dieauskunft.at
Die wichtigsten Notrufnummern Österreichs

11. Glossar

Adenopathie	Krankhafte Veränderung von Drüsen wie z. B. Vergrößerung der Lymphknoten
AIDS	Acquired Immune Deficiency Syndrome, auf Deutsch: erworbenes Immundefektsyndrom. Die Fähigkeit des Körpers zur Krankheitsabwehr wird langsam zerstört.
Antigen	Körperfremde Substanz, die beim Eindringen in den Körper eine Immunreaktion auslöst und zur Bildung von Antikörpern führt
Antikörper	Körpereigene Eiweißstoffe, die vom Immunsystem als Antwort auf das Eindringen von Antigenen gebildet werden und diese zu binden versuchen. Sie kommen in Blut und Körpersekreten vor und können z. B. nach einer HIV-Infektion nachgewiesen werden
Antiretrovirale Therapie ART	Kombinationsbehandlung, die auf eine frühzeitige und maximale Eindämmung der Virenvermehrung und damit auf die Verringerung der Virenbelastung ausgerichtet ist
Applikation	Verabreichung eines Arzneimittels
Asymptomatischer Krankheitsverlauf	Zeitraum zwischen akuter HIV-Infektion (Ansteckung) und erstem Auftreten von infektionsbedingten Erkrankungen
Bisexualität	Sexuelle Ausrichtung auf das gleiche wie auf das andere Geschlecht
Buddy	Emotionaler Begleiter, Freund, Kumpel
Candida Mykose	Infektion mit dem Pilz Candida, vor allem im Mund und bei Frauen im Scheidenbreich

CD4+-Zellen	Untergruppe der weißen Blutzellen, Lymphozyten, die die Funktion haben, Krankheitserreger wie Bakterien, Viren oder Krebszellen abzuwehren, auch Helferzellen genannt
CMV	Cytomegalie-Virus, Herpesvirus, das Lunge, Magen-Darm-Trakt, Gehirn und Augen befallen kann
CMV-Retinitis	Zytomegaliebedingte Erkrankung der Netzhaut
Compliance	Auch Adherence genannt und bedeutet soviel wie Therapietreue der/des Patientin/Patienten im Laufe einer medizinischen Behandlung
DNS	Desoxyribonukleinsäure, besteht aus zwei ineinandergewundenen Spiralen der sogenannten Doppelhelix und enthält die genetische Information der Körperzelle
Ergometrie	Untersuchung zur Feststellung der körperlichen Leistungsfähigkeit, des Blutdruckverhaltens usw.
Extrapulmonale Kryptokokkose	Seltene Pilzerkrankung
Femidom	Verhütungsmittel für Frauen, in der Struktur dem Latex-Kondom ähnlich
HAART	Hochaktive antiretrovirale Therapie. Bei HIV versteht man darunter die Behandlung mit einer Kombination von drei oder mehreren antiretroviralen Substanzen
Hämophilie	Angeborene und vererbbare Blutstillungsstörung, ein Defekt des Blutgerinnungsfaktors führt zu verminderter Gerinnungsfähigkeit
Hepatitis	Entzündung der Leber, Gelbsucht
HIV	Human Immunodeficiency Virus, menschliches Immunschwäche-Virus, Auslöser der Immunschwächekrankheit
Heterosexualität	Sexuelle Ausrichtung auf das andere Geschlecht
Homosexualität	Sexuelle Ausrichtung auf das gleiche Geschlecht

11. Glossar

Hospiz	In heutiger Bedeutung: Einrichtung, um die letzte Lebensphase menschenwürdig und schmerzfrei verbringen zu können
Immundefekt	Angeborene oder erworbene Störung der Immunität des Organismus, Krankheitserreger können nicht ausreichend abgewehrt werden
Immunsystem	Funktionelles System zur Erhaltung der Individualstruktur durch Abwehr körperfremder Substanzen
Infektiosität	Fähigkeit eines Krankheitserregers, einen Organismus anzustecken, zu infizieren
Interferon	Körpereigener Schutzfaktor, der dem Angriff von Viren entgegenwirkt
Intravenös	Verabreichung eines Medikamentes oder einer Droge in die Vene
Invasives Zervixkarzinom	Gebärmutterhalskrebs
Kaposi-Sarkom	Bösartige Form von Hautkrebs
Karenzierung	Dienstfreistellung bzw. Beurlaubung, um z. B. die Pflege von schwerkranken Angehörigen zu übernehmen
Kontraindikation	Umstand, der die Anwendung oder Fortsetzung einer medizinischen Therapie verbietet oder als nicht ratsam erscheinen lässt
Leberzirrhose	Chronisch fortschreitende Zerstörung des Lebergewebes
Leukozyten	Weiße Blutzellen (Lymphozyten, Monozyten, Granulozyten), sie sind für die Abwehr von Krankheitserregern verantwortlich,
Lymphknoten	Erbs- bis bohnengroße Organe, die in die Abflussbahn der Lymphgefäße eingeschaltet sind
Maligne Lymphome	Lymphknoten-Metastasen
Methadon	Synthetische Substanz aus der Gruppe der morphiumähnlichen Wirkstoffe, wird im Rahmen ei-

	nes Drogenersatzprogrammes als Ersatzstoff für Heroin verabreicht
Migrant	Einwanderer (Ausländische Arbeitnehmer, Aussiedler, Kriegsflüchtlinge usw.)
Nadir	Allgemein: Gegenpunkt des Zenits an der Himmelskugel, hier: tiefst erreichbarer Punkt bei der Messung der Viruslast
Opportunistische Infektion	Infektion, die nur bei einem beeinträchtigten Immunsystem wie z. B. bei einer HIV-Infektion auftritt
Oralverkehr	Stimulierung der Geschlechtsorgane mit dem Mund
Palliativmedizin	Medizin, die lindernd, aber nicht heilend wirkt, die Symptome einer Krankheit können gelindert, die Ursache aber nicht beseitigt werden
PCR	Polymerasekettenreaktion, hochempfindliche Labormethode zum Nachweis von Erbsubstanzen, Krankheitserregern und zur Bestimmung der Viruslast
Pneumocystis-carinii-Pneumonie	PcP, Form der Lungenentzündung und häufigste opportunische Infektion
Postexpositionelle Prophylaxe	PEP, vorbeugende Maßnahme unmittelbar nach einem möglichen Risikokontakt, um Infektion zu verhindern
Prävention	Vorbeugende Maßnahmen zur Verhütung einer Krankheit
Prophylaxe	Verhütung einer Krankheit durch bestimmte und gezielte Maßnahmen
Prostitution	Gewerbsmäßige Ausübung von sexuellen Handlungen
Proteasehemmer	Substanzen, die den Reifungsprozess von Viren unterbrechen
Re-Integration	Wiedereingliederung z. B. in den Arbeitsprozess
Refoulementschutz	Abschiebeschutz

11. Glossar

Resistenz	Widerstandsfähigkeit; im engeren Sinn eine sich entwickelnde Widerstandsfähigkeit eines Krankheitserregers gegen ein Medikament, das dadurch an Wirksamkeit verliert
Reverse-Transkriptase	Übersetzt die in der RNS enthaltenen Erbinformationen von Retroviren in DNS
Safer Sex	Bezeichnung für Geschlechtsverkehr, bei dem das Infektionsrisiko einer sexuell übertragbaren Krankheit wie einer HIV-Infektion ausgeschlossen bzw. stark reduziert wird
Serokonversion	Neuauftreten von Antikörpern im Serum als Ausdruck einer Immunantwort auf einen bestimmten Krankheitserreger
Substitution	Ersetzen einer fehlenden, normalerweise im Körper vorkommenden Substanz
Suppressorzellen	Auch CD8+-Zellen oder T-Suppressor-Zellen genannt, treten zu Beginn einer HIV-Infektion vermehrt auf und hemmen die Immunabwehr
Surrogatmarker	Biologische Substanzen, deren Vorkommen oder Konzentration Rückschlüsse auf einen Krankheitsverlauf zulassen
T-Helferzellen	Lymphozyten (CD4+-Zellen), die bei der humoralen und zellulären Immunantwort aktiviert werden und andere Zellen zur Immunreaktion aktivieren
T4/T8-Ratio	Verhältnis von Helferzellen (T4-Zellen) zu Suppressorzellen (T8-Zellen), es ist in der Regel größer als 1 und sinkt bei fortschreitender Immunschwäche zu Ungunsten der Helferzellen
Toxoplasmose	Durch Parasiten ausgelöste Erkrankung, Hauptinfektionsquellen sind Katzenkot und rohes oder halbgares Fleisch, kann bei geschwächtem Immunsystem zu schweren Krankheitsbildern führen
Tuberkulose	TB, TBC. Chronisch bakterielle Infektionskrankheit, die sich zunächst vorwiegend in den Atemwegen manifestiert

UNAIDS	Zusammenschluss mehrerer Organisationen wie z. B. UNICEF, UNESCO, Weltgesundheitsorganisation und Weltbank zur weltweiten Bekämpfung von Aids
Vertikale Übertragung	Übertragung einer Krankheit durch direkte Weitergabe wie z. B. eine Infektion des Kindes durch die Mutter während der Schwangerschaft oder der Geburt
Viruslast	viral load (engl.), Virusbelastung, Menge von HIV im Blut, Zahl wird in Kopien/ml Blut angegeben
Wasting Syndrom	Krankheitsbild, das durch starken Gewichtsverlust und Durchfall gekennzeichnet ist

12. Stichwortverzeichnis

Adenopathie 21, 23, 163
after aids 143
Aids Hilfe Wien 141
AIDS-Gesetz 5, 17, 105, 110
AIDS-Hilfe 4, 5, 6, 19, 24, 59, 91, 107, 161
aidsHilfe Kärnten 142
*AIDS*HILFE OBERÖSTERREICH 141
Aidshilfe Salzburg 141
AIDS-Hilfe Tirol 142
AIDS-Hilfe Vorarlberg 142
Aidsseelsorge 148
AKH Linz 149
AKH Wien 149
Alkohol 14, 43, 46, 48, 54, 120, 122
Amnesty 136, 160
Antigentest 17, 18
Antikörper 17
Antiretrovirale Therapie 29, 30, 32, 38, 61, 163, 164
Appetitlosigkeit 46, 121, 122
Arbeitslosengeld 86
Asyl 90, 135, 136
Asymptomatischer Krankheitsverlauf 23, 163
Aufenthaltsbestimmungen 111
Aufenthaltsrechtliche Bestimmungen 135
Ausgleichszulage 89

Barebacking 57
Behindertenpass 97, 99
Beihilfen 100

Beirat für Asyl- und Migrationsfragen 136, 161
Beratungsstelle VIVA 147
Berufsunfähigkeitspension 88
Bestätigungstest 17, 24
Bioelektrische Impedanz-Analyse 124
Bisexualität 163
Blut 13, 14, 17, 19, 20, 24
Buddy-Verein 148
Bundespflegegeld 96
Bundessozialamt 97, 98, 101, 155, 156

Candida Mykose 163
Caritas 71, 136, 147, 158
CD4+-Zellen 19, 22, 30, 32, 164
Club Plus Kärnten 144
Club Plus Wien 143
CMV 23, 164
Compliance 34, 38, 39, 138, 164
Courage Beratungszentrum 144
CS-Hospiz Rennweg 153

Datenschutz 111, 114
Der Dialog 146
Desinfektionsmittel 14
diagnostisches Fenster 17
Diaphragma 61
Dildo 14
DNS 164, 166
Do it Yourself 147
Drogenersatzprogramm 65, 66, 165
Drogenkonsum 44, 48, 53, 65, 146
Durchfall 21, 121, 168

ELISA-Test 4, 17, 18
Entlassung 81, 109, 116
Epidemiologie 9
Ergometrie 125, 164
Erholungsaufenthalt 80
Ermäßigungen 98
Ernährung 121, 122, 124
Ernährungsberatung 70, 71
Erwerbsunfähigkeitspension 88
Essen auf Rädern 71
Europäischer Gerichtshof für Menschenrechte 137
Ex&Hopp 147

F.E.M. Gesundheitszentrum 152
Familienbeihilfe 93, 95
Femidom 60, 164
Fieber 123
Finanzielle Unterstützung 69
Frauen 6, 9, 13, 53, 55, 56, 59, 61, 69, 133, 144, 152, 163
Frauenselbsthilfegruppe 143

Ganslwirt 145
Gebührenbefreiung 98
Geburt 4, 11, 12, 61, 105, 168

H.I.O.B. 147
H.I.V. Hilfe-Information-Vertrauen 143
HAART 32, 40, 41, 125, 164
Hämophiliefonds 101
Hausarzt 74
Hauskrankenpflege 70
Haustier 125
Helferzellen 11, 19, 20, 30, 72, 164, 167
Helga Treichl Hospiz Salzburg 154
Helping Hands Wien 159
Hepatitis 24, 37, 44, 46, 47, 98, 164
Heterosexualität 164
HIV-Antikörpertest 4, 17, 69, 107
HIVmobil 148
Homosexualität 138, 164
Homosexuelle Initiative Linz 144
Homosexuelle Initiative Salzburg 145

Homosexuelle Initiative Tirol 145
Homosexuelle Initiative Wien 144
Hospiz 79, 80, 81, 153, 162, 165
Hospiz im GZW 153
Hospiz Melk 154
Hospiz St.Louise 154
Hospiz St.Vinzenz 154
Hospiz-Station St.Raphael 153
Humanitärer Aufenthalt 136
Hutterer, Judith 150

Immundefekt 23, 31, 32, 35, 44, 163, 165
Immunsystem 3, 11, 17, 19, 21, 30, 38, 44, 47, 66, 129, 130, 163, 166, 167
Interferon 165
Invaliditätspension 87, 88
Isolation 130

Kaiserschnitt 61
Kaposi-Sarkom 3, 23, 165
Karenzierung 80, 165
Kindergarten 12, 64
Kinderwunsch 62
Kinderwunschzentrum 62, 161
Kombinationstherapie 6, 7, 19, 21, 22, 29, 30, 34, 40, 42, 43, 64, 66, 70, 75, 140
Komfüdro 146
Kondom 14, 43, 53, 56, 57, 60, 62, 106, 164
Krankengeld 85
Krankheitsverlauf 44, 60, 121, 163
Krise 71, 75, 129
Kündigung 81, 109

Landespflegegeld 92
Lebensversicherung 90, 95
Leukozyten 19, 20, 165
Lila Tip 144
LKH Feldkirch 149
LKH Graz West 150
LKH Innsbruck 149
LKH Klagenfurt 150

12. Stichwortverzeichnis

LKH Salzburg 149
Lymphknoten 21, 23, 44, 48, 163, 165

Männer 53, 54, 55, 56, 59, 69, 133, 137, 144
Medienservice Aids Hilfe Wien 141
Meldepflicht 99, 105, 110
MEN Männer-Gesundheitszentrum 152
Methadon 43, 66, 165
Mietzinsbeihilfe 100
Mifegyne 62, 63
Migrant 5, 159, 165
Mitteilungspflicht 107
Mobiles Caritas Hospiz 153
MOHI Tirol 148

Nadir 38, 166
Nebenwirkungen 29, 30, 31, 34, 35, 40, 60, 130
Needles or Pins 146
Notstandshilfe 87
Notunterkünfte 91
Nukleosidanaloga 32, 35, 36, 38

Obdachlosigkeit 91
Opportunistische Erkrankung 30, 38
Oralverkehr 13, 43, 166

Palliativmedizin 79, 153, 166
Palliativstation Waidhofen 154
Patientenanwaltschaft 116, 156
Patientenanwaltschaft Kärnten 157
Patientenanwaltschaft Niederösterreich 156
Patientenanwaltschaft Oberösterreich 157
Patientenanwaltschaft Salzburg 157
Patientenanwaltschaft Steiermark 157
Patientenanwaltschaft Tirol 157
Patientenanwaltschaft Vorarlberg 157
Patientenanwaltschaft Wien 156

Patientenrechte 114
Patientenservice 99
Patiententestament 110
Patientenverfügung 110
PCR-Test 7, 18
Pensionsvorschuss 87
Pflegekarenz 81
Pflichtversicherung 85
Pille danach 43, 62
Plasmaspiegel 35
Pneumocystis-carinii-Pneumonie 166
PosiHIVes Cafe 143
Positiver Dialog Wien 143
Positiverleben 143
Postexpositionelle Prophylaxe 43
Prävention 5, 56, 57, 69, 166
Prostitution 105, 107, 166
Proteasehemmer 7, 33, 34
Psychotherapie 74, 76, 77, 162
Pulmologisches Zentrum Wien 149

Queer Klagenfurt 145

Rechtsberatung 69, 89, 136, 160
Refoulementschutz 137, 166
Re-Integration 128, 166
Reisen 125
Resistenz 7, 30, 33, 34, 35, 39, 40, 130, 166
Reverse Transkriptase 11, 32, 33
Rieger, Armin 150
Rollstuhlfahrer 97
Rosa Tip 144
Rosalila Pantherinnen 145

Safer Sex 54, 57, 58, 59, 106, 110, 167
Samenerguss 13, 14, 106
Schalk, Horst 150
Scheidensekret 13, 14, 53, 106
Schleimhaut 12, 13, 14, 62
Schluckbeschwerden 121, 123
Schuldenregulierung 69, 109
Schule 12, 64, 76

Schwangerschaft 4, 60, 61, 62, 63, 168
Schwangerschaftsabbruch 62, 63
Schweigepflicht 108, 109
Schwerpunktordination 74
Sehbehinderung 97
Serokonversion 21, 167
Soziale Dienste 69, 70, 92
Sozialhilfe 89, 90
Sozialleistungen 83, 85, 100, 136
Sozialversicherung 85
Sperma 12, 13, 14, 46, 53, 106
Sporttherapie 124, 140
Stationäres Hospiz Innsbruck 155
Steierische AIDS-Hilfe 142
Streetwork 145
Streetwork Graz 147
Stress 129
Substanz 146
Substitutionsbehandlung 66
Sucht- und Drogenberatungsstelle Salzburg 146
Suppressorzellen 19, 20, 167
Surrogatmarker 19, 31, 167
Symptome 20, 30, 166

Tageshospiz Salzburg 154
Therapieunterbrechung 31, 32

Therapieversagen 38, 39, 42, 43
Toxoplasmose 23, 167
Tuberkulose 23, 42, 44, 47, 48, 98, 167

Übelkeit 37, 46, 121, 122
Übertragungsrisiken 12
Übertragungswege 11, 12
UNAIDS 8, 9, 167
Unfallversicherung 96
Unterstützungsfonds 100, 101
Urlaub 4, 70, 126, 129, 165

Vergünstigungen 98
Verleih von Hilfsmitteln 72
Vertikale Übertragung 167
Vibrator 14
Viruslast 7, 19–22, 24, 30–32, 36–38, 61, 120, 166, 168

Wasting Syndrom 23
Welt Aids Tag 5
Western-Blot-Test 18
Wohnbeihilfe 100
Wunde 12, 14

Z6 147
Zuverdienstmöglichkeiten 88

Springer Medizin

Eckhard Beubler, Hans Haltmayer,

Alfred Springer (Hrsg.)

Opiatabhängigkeit

Interdisziplinäre Aspekte für die Praxis

2003. Etwa 250 Seiten.
Broschiert **EUR 48,–**, sFr 77,–
ISBN 3-211-83793-0
Erscheint Feb. 2003

In den letzten fünf Jahren ist das Wissen sowohl über Entstehung als auch über Behandlung der Suchterkrankung „Opioidabhängigkeit" beträchtlich angewachsen. Neben der klassischen Grundlagenforschung, Pharmakotherapie, somatischer und psychiatrischer Komorbidität sowie Harm Reduction, gewann der interdisziplinäre Aspekt zunehmend an Bedeutung.

Dieses Fachbuch gibt erstmals einen aktuellen und praxisrelevanten Überblick zu den pharmakologischen, medizinischen, psychotherapeutischen sowie rechtlichen Grundlagen dieses Erkrankungsbildes. Ein besonderer Schwerpunkt wird dabei auf die Interdisziplinarität der bestehenden Erkrankungs- und Behandlungskonzepte gelegt. Die Herausgeber und Autoren berichten dabei praxisbezogen aus Ihrer langjährigen Erfahrung in der Arbeit mit Suchterkrankten.

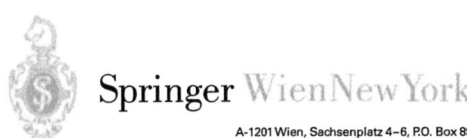

A-1201 Wien, Sachsenplatz 4–6, P.O. Box 89, Fax +43.1.330 24 26, e-mail: books@springer.at, **www.springer.at**
D-69126 Heidelberg, Haberstraße 7, Fax +49.6221.345-229, e-mail: orders@springer.de
USA, Secaucus, NJ 07096-2485, P.O. Box 2485, Fax +1.201.348-4505, e-mail: orders@springer-ny.com
EBS, Japan, Tokyo 113, 3–13, Hongo 3-chome, Bunkyo-ku, Fax +81.3.38 18 08 64, e-mail: orders@svt-ebs.co.jp

Springer Medizin

Hans Morschitzky

Angststörungen

Diagnostik, Konzepte, Therapie, Selbsthilfe

Zweite, überarbeitete und erweiterte Auflage.
2002. XX, 651 Seiten.
Gebunden **EUR 59,80**, sFr 96,–
ISBN 3-211-83742-6

Angst ist ein menschlicher Gefühlszustand wie Freude, Ärger oder Trauer und hat eine Signalfunktion wie Fieber oder Schmerz. Angst wird zur Krankheit, wenn sie über einen längeren Zeitraum das Leben so stark einengt, dass man darunter leidet.

9 % der Bevölkerung leiden unter einer behandlungsbedürftigen Angststörung, im Laufe des Lebens sind es 15–25 %. Angststörungen stellen bei Frauen die häufigste, bei Männern die zweithäufigste psychische Störung dar. Der Autor beschreibt anschaulich die 11 Angststörungen nach dem psychiatrischen Diagnoseschema DSM-IV und geht auch auf die diagnostischen Kriterien des international verbindlichen ICD-10 ein.

Das Buch bietet einen Überblick über Häufigkeit, Verlauf sowie die biologischen und psychologischen Ursachen der verschiedenen Angststörungen. Im Mittelpunkt des therapeutischen Teils stehen die Verhaltenstherapie bei den häufigsten Angststörungen, Selbstbehandlungsmöglichkeiten sowie medikamentöse und pflanzliche Behandlungsmethoden

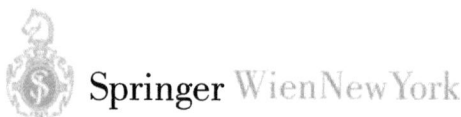

A-1201 Wien, Sachsenplatz 4–6, P.O. Box 89, Fax +43.1.330 24 26, e-mail: books@springer.at, www.springer.at
D-69126 Heidelberg, Haberstraße 7, Fax +49.6221.345-229, e-mail: orders@springer.de
USA, Secaucus, NJ 07096-2485, P.O. Box 2485, Fax +1.201.348-4505, e-mail: orders@springer-ny.com
EBS, Japan, Tokyo 113, 3–13, Hongo 3-chome, Bunkyo-ku, Fax +81.3.38 18 08 64, e-mail: orders@svt-ebs.co.jp

Springer Medizin

Helmut Niederhoff, Radvan Urbanek

Unser Kind

Das große Gesundheitsbuch von A-Z

2003. V, 476 Seiten. Zahlreiche farbige Abbildungen.
Gebunden **EUR 29,80**, sFr 48,–
ISBN 3-211-83841-4

Fieber, Bauchkrämpfe, Ernährung, Fernsehsucht, Homöopathie, Impfungen, Kortison, Reiseapotheke, Schulangst - das ist nur eine kleine Auswahl aus mehr als 1000 Stichworten dieses Lexikons.

Die beiden Autoren der Freiburger und Wiener Universitäts-Kinderklinik erläutern in verständlicher Sprache für Eltern und Erzieher die Begriffe zur normalen Entwicklung der Kinder, wichtige Krankheiten sowie die Bedürfnisse und Pflege „in gesunden und kranken Tagen".

Wer sich über ein bestimmtes Krankheitsbild informieren will, wer schnelle Information über Ursachen, Symptome, Behandlung und geeignete Vorbeugungsmaßnahmen sucht, der wird in diesem Buch Antworten und Rat finden. Gerade bei unerwarteten und schwerwiegenden Diagnosen können die Eltern dem ärztlichen Gespräch oft nur mit geteilter Aufmerksamkeit folgen - zu viele Gedanken stürmen auf sie ein. Gezieltes Nachlesen in Ruhe erleichtert dann weitere Arztgespräche.
Hilfreiche Adressen wichtiger Selbsthilfegruppen finden sich im Anhang des Werks.

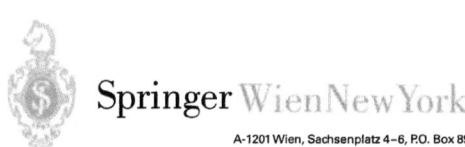

A-1201 Wien, Sachsenplatz 4–6, P.O. Box 89, Fax +43.1.330 24 26, e-mail: books@springer.at, **www.springer.at**
D-69126 Heidelberg, Haberstraße 7, Fax +49.6221.345-229, e-mail: orders@springer.de
USA, Secaucus, NJ 07096-2485, P.O. Box 2485, Fax +1.201.348-4505, e-mail: orders@springer-ny.com
EBS, Japan, Tokyo 113, 3–13, Hongo 3-chome, Bunkyo-ku, Fax +81.3.38 18 08 64, e-mail: orders@svt-ebs.co.jp

*Springer-Verlag
und Umwelt*

ALS INTERNATIONALER WISSENSCHAFTLICHER VERLAG sind wir uns unserer besonderen Verpflichtung der Umwelt gegenüber bewußt und beziehen umweltorientierte Grundsätze in Unternehmensentscheidungen mit ein.

VON UNSEREN GESCHÄFTSPARTNERN (DRUCKEREIEN, Papierfabriken, Verpackungsherstellern usw.) verlangen wir, daß sie sowohl beim Herstellungsprozeß selbst als auch beim Einsatz der zur Verwendung kommenden Materialien ökologische Gesichtspunkte berücksichtigen.

DAS FÜR DIESES BUCH VERWENDETE PAPIER IST AUS chlorfrei hergestelltem Zellstoff gefertigt und im pH-Wert neutral.

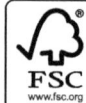

MIX
Papier aus verantwortungsvollen Quellen
Paper from responsible sources
FSC® C105338

If you have any concerns about our products,
you can contact us on
ProductSafety@springernature.com

In case Publisher is established outside the EU,
the EU authorized representative is:
**Springer Nature Customer Service Center GmbH
Europaplatz 3, 69115 Heidelberg, Germany**

Printed by Libri Plureos GmbH
in Hamburg, Germany